天下文化
BELIEVE IN READING

健康生活 163A

# 凝視死亡

## 一位外科醫師對衰老與死亡的思索

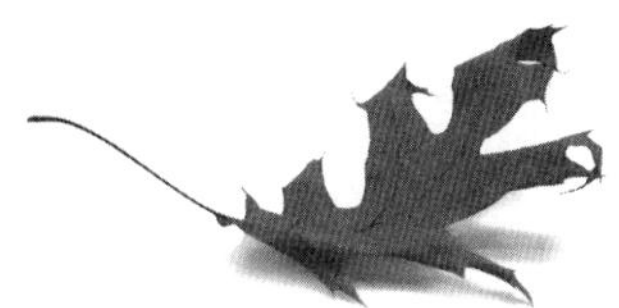

# Being Mortal

## Medicine and What Matters in the End

by Atul Gawande

葛文德／著　廖月娟／譯

# 凝視死亡

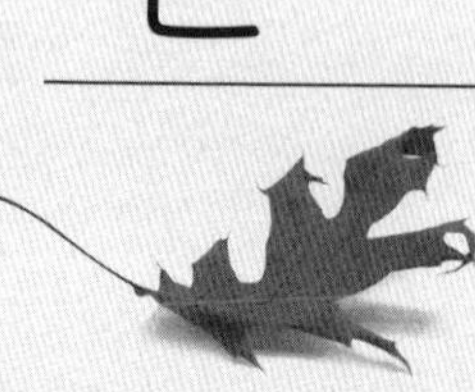

一位外科醫師對衰老與死亡的思索　目錄

Being Mortal
Medicine and What Matters in the End

合作出版序

# 讓老年人有尊嚴的走過生命最後旅程

黃達夫醫學教育促進基金會董事長
和信治癌中心醫院院長　黃達夫

葛文德醫師是當代美國極具影響力的醫師作家，多年來，他從自己的臨床觀察與經驗為出發點，進一步以宏觀的視野探討美國的醫療問題與醫療政策，並提出務實的改善建議，非常值得國內醫學界參考。因此，黃達夫醫學教育促進基金會與天下文化出版公司合作，連續翻譯了他所出版的每一本書，與國人分享。

回想一九六〇年代，當我在美國投入癌症醫療這門新興的專科領域時，在癌症的診斷與治療方面，剛開始有一些發現與進展，我們所能提供給癌症病人的多半是一些實驗性的治療，治癒的把握不很高。逐漸的，隨著醫藥科技的進步，癌症的治癒率也跟著提升，經過四、五十年的歷程，今天從事癌症專業的醫護人員手中擁有很多新藥、新技術來幫助癌症病人，也因為有愈來愈多的可能，病人的期望也隨著提高。相對的，對於新一代醫師而言，似乎不能提供病人更多的新藥與科技，就是醫療的失敗，而愈來愈不容易向病人承認醫療的極限。

這些年來，雖然國際醫療界已有不少研究，發現當癌症病人病情進展到不可逆轉的階段時，如果病人能夠與醫師一起商討與規劃最後的日子要怎麼過，再接受支持性照顧，則他們會有更多與親人、朋友相處與道別的時光，所受身心的痛苦反而比較少，而且出乎意料的，存活的時間往往較持續接受癌症積極治療的病人更長，生活品質更好。當病人過世後，就連親人也比較容易走出失落與悲傷。

在這同時，另外的研究卻告訴我們：即使在提倡安寧及緩和醫療比臺灣早了三、四十年的美國，在今天也有百分之四十的癌症專科醫師承認，他們曾經提供給癌末病人，連他自己都相信不會有甚麼幫助的治療，因為他們難以啟口，告訴病人自己已經沒有錦囊妙方了！

這確實是一個現代醫療的迷思與困境。醫藥科技的進步，克服了許多疾病所帶來的威脅，卻解決不了伴隨而來，老化與死亡的問題。

這讓我想起二十五年前，創院時的情境，當時癌症已經連續數年是國人死因之首位。人人談癌色變，認為癌症是絕症。在那個時候，我們創立了國內第一所癌症專科醫院，來服務國內的癌症病人。當初，我理所當然的決定稱呼我們醫院是Cancer Center（治癌中心）時，許多醫界與社會人士都認為不妥，深怕沒有家屬敢帶病人到門牌上寫著癌症中心的醫院，將沒有病人會上門來。

接著，當我們要推行把實情告訴病人的做法時，還得先教育我們的醫護人員，務必選擇適當的時機，在適當的場所，用適當的語言告知病情，之前還得先說服家屬容許我們這麼做。我們醫院也是第一個推行簽署「不急救（DNR）同意書」的醫院。

雖然，二十五年過去了，但是直到今天，我們還日常的、不斷的在學習如何傳達壞消息。更進一步的，也不斷在思考用什麼方法去引導末期病人，讓他們願意與醫療團隊一同規劃，如何有意義的走完生命最後的旅程。這種觀念的改變及實踐，不論是對醫護人員或是病人而言，一直都是非常困難的課題。

所以，去年年底，當天下文化出版公司告訴我葛文德醫師出了這本新書時，我就滿心期待的閱讀它，果然不失所望。他這回與讀者分享的，主要是每一個人遲早都必須面對的老化與死亡的議題。因此，除了面對死亡的問題外，葛文德醫師在此書也用了很大的篇幅討論，在高齡化的社會，當老年人進入無法完全自主生活，需要他人協助的階段時，什麼樣的環境最適合讓老年人有尊嚴的依照自己的願望與步調，走過生命最後旅程的許多切身問題。

當今臺灣人口正在急速高齡化，也正面臨長期照護政策爭議的時刻，先行者美國的許多成功與失敗的經驗與嘗試，都值得我們借鏡。

總之，既然老化與死亡是沒有人能夠逃避的生命過程，就需要生活在臺灣的每一個人一同來思考，如何一起為臺灣創造一個美好的終老環境。那麼，這就是一本非常有用的參考書。

推薦序

# 可憐身是眼中人

侯文詠

《凝視死亡》這本書一開始話家常似的娓娓道來，讓人讀起來沒有什麼防備。在開宗明義之後，隨著作者一個一個故事拋出來，故事深處隱藏的情感越發深厚。一不小心就跌入思維的深淵。生命中曾經歷過的死亡、上年紀的親人長者的容顏，甚至是自己未來衰老、死亡的想像，一一浮現……

這樣的閱讀經驗——儘管深刻卻不能算是愉快，讓我想起二十多年前，當我還是實習醫師時經歷的一次臨終畫面。

當時是午夜，護理師發現病房裡面的一位老奶奶沒有心跳，立刻緊急通知住院醫師和我。經過了半個多小時急救之後，還是回天乏術。不曉得是因為事發突然，或還有家屬陸續在趕來醫院途中，儘管住院醫師清楚告知了老奶奶已經過世的事實，但是家屬仍圍在我們面前不斷的鞠躬。老奶奶最年長的兒子——應該有七十歲了吧，哀求我們說：

「無論如何，請大夫還是救救她。」

住院醫師和我面面相覷，面有難色。僵持了一陣子之後，家屬全在我們面前跪了下來。

「無論如何，請大夫還是救救她。」老奶奶的大兒子又重複了一遍。

在他之後，其他人也跟著此起彼落的重複著這句話。

面對著這一群跪在眼前的長輩，住院醫師無奈的示意我繼續做心肺按摩。

我硬著頭皮，再度爬上老奶奶的病床上，有模有樣的繼續做著心肺按摩。因為心肺衰竭，老奶奶的肺部其實都已經積滿血水。每隔幾分鐘，我就必須使用抽吸管，從她的肺部抽出帶著泡沫的淡紅色血水。

無論對誰這都是折磨，但問題是每當我稍有猶豫，家屬就繼續磕頭，用更激動的聲音重複著：

「無論如何，請大夫還是救救她！」

這場發生在深夜的場面，就這樣持續了快兩個小時，直到天色漸亮，最後一個家屬趕到病房，大家以幾近儀式的嚎啕痛哭畫下句點為止。

儘管這些場面，現在想起來有些不可思議，但在我擔任實習醫師的八〇年代，所謂的「預立選擇安寧緩和醫療意願書」或者「不施行心肺復甦術同意書」都是聞所未聞，遙不可及的制度。多數人的標準選擇，仍然還是像這樣的竭盡一切的急救。

回想起來，儘管對於這樣的無效醫療都覺得不舒服，甚至覺得不忍心，但在當時的氛圍下，卻一點也沒有別的出路可走。要等過了二、三十年，隨著安寧醫療、緩和照護觀念興起、尊重病人自主意願的種種醫療制度正式實施之後，陸陸續續，才有不同的病人、家屬，開始採行不同的做法。

我在這個演變過程中學到的最重要的事情是：所謂的「衰老」或「死亡」，一點也不像我們想像中，那麼是個人的事。除了身體、意識外，我們的生命還存在與個體和社會的關係之中。因此，當衰老、疾病、死亡漸漸奪走個人身體、削弱意識時，我們和社會的關係（包括與親人、家屬、朋友），往往擁有比我們自身更大的決定權。換句話，除非我們很幸運的擺脫了從衰老、疾病到死亡這個過程，或者我們有了很好的安排以及妥善的執行、照護者，否則，最後我們用什麼方式經歷這個過程，很大部分的成分，還決定於我們外在的環境如何看待衰老與死亡。

從我擔任實習醫師的年代到現在二、三十年下來，事情固然有一些進展。但很不幸的，就像我不太願意面對記憶深處那個老奶奶的臨終現場一樣，我們的社會，其實也不太願意正視這些衰老、死亡之必然的現實。逃避的態度以及沉迷現世安樂的傾向，造就了我們的主流共識。彷彿衰老和死亡都如此遙遠，事不關己似的。到最後，一切就如同作者所說：

在外科行醫十年來，我自己也步入中年。我發現我自己和病人都認為現況已經到了教人忍無可忍的地步……如果我們不願坦然面對衰老與垂死的經驗，必然會活在痛苦中，無法得到基本的慰藉。要是我們不知道如何善終，那就只能讓醫學、科技和陌生人來操控自己的命運。

這正是《凝視死亡》讓我讀得正襟危坐最重要的原因。隨著作者一個故事接著一個故事，一個思維接著一個思維拋出來，我漸漸理解到，在一個缺乏對「生命尊嚴」共識的社會中，任何一個人面對「死亡」或者是「衰老」時，想要擁有「尊嚴」或「自主權」，根本是不可能的事情。

或許這正是作者這本書最精華之微言大義所在了。

這本書的英文名稱叫 *Being Mortal*。和中文書名相較下，我更喜歡英文書名。凝視固然深思熟慮，但英文書名就是多出了那麼一點點現在進行式的味道。因為 being mortal，所以死亡不再是不相關、獨立存在的他者，而是發生在我們每一個人自己身上，正在發生著的那些看得見的、看不見的成住壞空。

換句話，凝視著作者分享的許多關於衰老與死亡的經驗，我們也凝視著自己經歷過的每一個關於死亡的凝視。不管那樣的死亡是關於我記憶深處那個老奶奶，或者是我們的朋友、甚至是至親，別忘了，我們自身的生命，無可脫逃的，就是那個凝視其中的一部分。

整個社會對於這件事的改變——如果可能的話，在我看來，都要從這個 being mortal 的覺悟開始。

（本文作者侯文詠，臺灣大學臨床醫學博士，曾任臺大醫院和萬芳醫院麻醉科主治醫師、臺北醫學大學醫學人文研究所副教授。目前專心於文學創作，著有《七年之愛》、《白色巨塔》等十餘部小說，《親愛的老婆》、《大醫院小醫師》、《離島醫生》等散文集。）

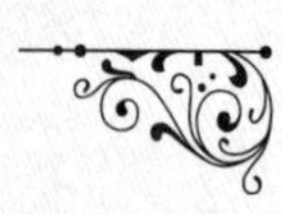

我看到了——此塵世如雲煙，轉瞬即逝。

——印度史詩《摩訶般若多》，戰士迦爾納（Warrior Karna）所言

這車可能在任何一個路邊停靠：
終將行遍大街小巷。

——拉金（Philip Larkin）詩作〈救護車〉

# 前言

# 一位外科醫師對衰老與死亡的思索

要是我們不知道如何善終，
那就只能讓醫學、科技和陌生人來操控自己的命運。

雖然我在醫學院學到了很多東西，可從來沒有人教我如何面對死亡。儘管在第一個學期，為了學習人體解剖學，我分到了一具乾癟、皮膚像皮革般的屍體，但教科書幾乎沒提到衰老或瀕臨死亡是怎麼一回事。我們不了解死亡過程，對臨終經驗一無所知，也不知道死亡又會如何影響周遭的人。就我們所見，醫學訓練的目的就是教我們如何救治病人，而非照顧臨終病人，讓他們安然離去。

記得醫學院曾舉行為期一週的病醫關係研討會，以讓我們成為更圓融、更有愛心的醫師。在那個星期，我們花了一個小時討論托爾斯泰的經典中篇小說《伊凡・伊里奇之死》。另外也有幾個星期我們曾練習身體檢查的禮節，學習避免不當的肢體接觸；還有幾週則探討社會經濟學與種族對健康的影響。一天下午，我們一起思索伊凡・伊里奇的境況——他得了某種無以名之的不治之症，一天比一天嚴重，最後躺在床上，奄奄一息。

伊凡・伊里奇年四十五歲，是聖彼得堡中級法官，畢生為了社會地位汲汲營營。一天，他從梯子上摔了下來，腰部撞到窗框，感覺有點疼痛。幾天後，非但沒好，還更加疼痛，甚至不能上班。他本來「聰明過人、風度翩翩、充滿活力，而且討人喜歡」，然而因病痛而陷入沮喪，身體也愈來愈虛弱。朋友和同事都當他是瘟神，避之唯恐不及。

他太太請了多位名醫來幫他診治，花了不少錢，但還是不知道他到底得了什麼病。那些醫師的診斷各有不同，給他的治療也都沒有效果。伊里奇就這麼活在痛苦當中，心中充滿怨氣，怨恨老天為什麼要這麼折磨他。

托爾斯泰寫道：「其實，折磨伊里奇最甚的是欺騙、謊言。他周遭的人都說，他只是病了，只要好好靜養，接受治療，就能康復，不願面對他即將死亡的事實。」伊凡・伊里奇曾抱著一絲希望，心想，也許不久他就會好轉，但他日漸虛弱、消瘦，自知來日不多。他活在極度的痛苦之中，深深恐懼死亡。但他最難過的，則是他的醫師、朋友和家人都不承認他快死了。

托爾斯泰寫道：「他非常希望有人能同情他這個垂死之人，然而就是沒有人可憐他。在漫長的折磨之後，他真的希望大家能同情他，就像同情一個生病的孩子（可他怎麼好意思這麼說？）。他渴望別人的憐愛與安慰。他知道自己是政府要員，德高望重，鬍子都花白了，因此不可能有人會來憐憫他，但他還是如此渴望。」

在我們這些醫學生看來，伊凡・伊里奇得不到任何安慰，也沒有人承認他快死亡，這是主人翁個性與俄國文化的問題。托爾斯泰筆下那個十九世紀末的俄國似乎殘酷而原始。那個社會相信伊凡・伊里奇只要接受治療，必然能夠好起來。但我們又何嘗不是？

不管伊里奇得的是什麼病，我們認為現代醫學必然能夠治好他的病，只不過我們也相信誠實和親切是現代醫師的基本責任。要是我們碰到像伊里奇這樣的病人，必然會懷著同情心醫治他。

我們擔心的是知識不足。雖然我們知道如何同情病人，但沒有百分之百的信心能正確診斷出來，並給病人妥善的治療。我們付了高昂學費進了醫學院，為的是了解身體內部的運作、疾病的機轉，以及利用長期累積的發現和技術來遏止疾病。至於其他的，就沒想那麼多了。所以我們把伊凡．伊里奇所受的折磨拋在腦後。

幾年後，我開始接受外科訓練、展開行醫生涯，我接觸到的一些病人使我不得不直視身體衰敗與人終將死亡的現實。不久，我就發現自己手足無措，不知道該怎麼幫助這樣的病人。

## 接近生命終點之時，什麼是最重要的？

我在擔任外科住院醫師之初開始寫作，最早寫下的文章中有一篇是約瑟夫．拉札洛夫的故事。拉札洛夫是在市政府服務的老公務員，他太太在幾年前罹患肺癌先他而去。

此時，六十出頭的拉札洛夫因前列腺癌廣泛轉移，腹水嚴重，鼠蹊部和雙腿也都出現水腫，那陣子已瘦了二十幾公斤。一天，他在家醒來，右腿動彈不得，加上大小便失禁，於是住院治療。當時，我是實習醫師，正在神經外科部門學習。我在拉札洛夫開刀的前一天去病房看他。我們發現，癌細胞已擴散到他的胸脊，壓迫到他的脊髓。癌症進展至此，已無治癒的可能，但我們還是盡力為他治療。由於緊急放射線治療沒能使腫瘤縮小，神經外科醫師給他兩個選擇：緩和醫療或是切除壓迫到脊髓的腫瘤。拉札洛夫決定接受手術。我的任務就是拿同意書讓他簽字，代表他明白手術的風險，願意接受手術。

我站在病房外，拿著病歷，手心冒汗，一直在想，到底怎麼談到這個話題才好。我們希望藉由手術使他的脊椎不再遭到進一步的損傷。然而，手術無法使他痊癒，不能使他擺脫癱瘓重新站起，也不能讓他回復原來的生活。不管我們怎麼努力，頂多只能讓他多活幾個月，而且手術本身風險很高。我們必須切開他的胸腔，取出一根肋骨，塌陷他的肺葉，才能看到脊椎。失血量一定不少，復原更是艱辛。由於他已經很虛弱，術後必然面臨併發症的嚴重考驗。手術可說是兩面刃，雖然可能改善他的病情，但也可能帶來更大的威脅，使他喪命。神經外科醫師已經跟拉札洛夫提過這些風險，但他堅定表達想要開刀的意願。現在，我必須進去，完成文件的簽署。

躺在床上的拉札洛夫面如死灰，形銷骨立。我自我介紹說，我是實習醫師，要請他在手術同意書上簽字，確保他知道手術的風險。我說，手術可去除他脊椎上的腫瘤，但可能會有嚴重的併發症如全身癱瘓或中風，甚至可能致命。那時，他兒子也在病房內，問道，這麼做會不會太逞強了？拉札洛夫不高興兒子扯他的後腿。

他說：「別放棄我，給我活下去的機會吧。」他簽好同意書，我走出病房，他兒子也跟著出來，把我拉到一邊，說他母親之前在加護病房躺了很久，靠呼吸器苟延殘喘，直到過世。當時，他父親曾說，他絕不要這樣，現在卻一意孤行，再危險都不顧。

當時我認為拉札洛夫先生堅持開刀實在是不智之舉，現在依然這麼想。他真是失算，但不是因為手術風險太高，而是因為手術並不能讓他得到他真正想要的，也就是重拾健康人生。手術再怎麼成功，他依然羸弱，一樣需要有人替他把屎把尿。他追求的只是一個幻想，卻可能因此踏上一條漫長而痛苦的死亡之路——事實正是如此。

從技術層面來看，這次的手術可說無懈可擊。開刀房團隊總計花了八個半小時切除侵犯到脊椎的腫瘤，然後以樹脂骨泥填塞脊椎被侵蝕的缺口。手術終於解除了脊髓的壓迫。但拉札洛夫一直沒能恢復，在加護病房出現呼吸衰竭、全身性感染、血栓等問題。我們給他抗凝血劑以對付血栓，他卻因此出血。每天我們都有節節敗退之感，最後不得不承認，他已經回天乏術。術後第十四天，他兒子請我們住手。

主治醫師要我為他拔除呼吸管——他賴以為生的管線。我查看含有嗎啡的點滴，看流速是否已調到最大，他才不會在吸不到氣時感受到痛苦。我想，他說不定還有聽覺，於是彎下腰，在他耳邊輕輕說，我就要幫他拔除呼吸管。管子拔出之際，他咳了兩、三下，一度張開眼睛，很快再閉上。他的呼吸愈來愈費力，不久就停了。我把聽診器放在他胸口上。他的心跳聲愈來愈弱，終於停止。

自從我寫下拉札洛夫先生的故事，至今已過了十多個年頭。我最深的感觸並非他的決定有多糟，而是我們沒能誠懇的把所有選項都攤在他面前，跟他討論。我們很會跟病人解釋每一種療法所具有的危險，但我們不曾真正碰觸疾病的現實。幾個月治療下來，拉札洛夫的腫瘤科醫師、放射科醫師、外科醫師等，無一不知他不可能痊癒，但還是眼睜睜看他受盡折磨。我們不曾使他看清事實的全貌，沒坦承自己的能力終究有限，更別提跟他討論在接近生命的終點之時，什麼對他而言是最重要的。如果說他在追逐幻想，我們又何嘗不是？他躺在醫院裡，癌細胞已擴散到全身，致使身體部分癱瘓，要使他回復到幾星期以前的狀況，機率可說是零。而我們似乎無法承認這樣的事實，幫他面對這樣的情況。我們沒能面對現實，沒能給他安慰，也沒能引導他，告訴他要怎麼做。我們只是給他一種又一種的治療，騙自己相信，說不定會有奇蹟出現。

我們並不比十九世紀那些為伊凡・伊里奇診治的醫師來得高明。有鑑於病人受到種種有如酷刑的肉體折磨，說實在的，我們恐怕比那些古早時代的醫師更糟。這樣的事例不勝枚舉，你不得不懷疑：莫非我們才比較原始？

## 面對死亡，你必須謙遜

現代科學使人類的生命歷程有了很大的轉變。現代人可以活得更久，也過得更好，這是以前的人無法享有的。然而，科學進展也使我們在衰老和瀕臨死亡的過程中，大抵仰賴醫療專業人士的照顧，只是身在醫學界的我們還沒準備好承擔這樣的責任。

這個事實被隱藏得很好，因為大多數的人都不知道生命末期的真實境況。在一九四五年以前，一般人大抵在自己家中去世，但到了一九八〇年代，只有百分之十七的人如此——那些在家中過世的人通常是因為猝死，來不及送醫，例如心肌梗塞、中風、受到嚴重創傷，或者住的地方過於偏遠，人煙稀少，附近無醫療院所。不只美國這樣，整個工業世界都是如此。衰老與死亡總離不開醫院和養老院。

雖然我父母都是醫師，從小耳濡目染，但等我自己當上醫師，才發覺自己對醫學世界還很陌生。以前，我不曾看過任何人死亡，因此在我親眼目睹死亡那一刻，著實震撼。我並不是聯想到自己也會有這麼一天，即使死者跟我年紀相仿，我也沒有那念頭。我身穿白袍，病人穿著住院袍。我還無法想像自己會從醫師變成病人。然而，我可以想像我家人被死亡的陰影籠罩，畢竟我曾經看過我太太、父母和我的孩子歷經重病威脅，命在旦夕。儘管情況不樂觀，醫學還是把他們從鬼門關口拉了回來。因此，對我而言，最大的震撼就是，醫學竟然沒能把人都搶救回來。當然，我知道理論上來說，病人有可能會死亡。然而，我們還是屢屢衝破難關，似乎規則總能被打破。我不知道這是什麼樣的競技，但我們每次都能贏得勝利。

每一位剛站上崗位的醫師和護理師，都曾面對死亡或是眼睜睜看著病人走向死神懷抱。最初面對這樣的生死衝擊，有人哭了，有人則像強迫關機一樣，把自己的感覺切斷，還有些人似乎不以為意。我最初目睹死亡的時候，內心的防衛機制使我得以忍住淚水。但我常夢見死者。我經常做惡夢，夢見病人的屍體出現在我家裡，甚至在我床上。

我萬分恐慌，不解的問：「這個人怎麼會在這裡？」

我知道我麻煩大了，說不定已捲入命案。我得趕快悄悄把屍體送回醫院，別讓任何人發現。我想把屍體抬進後車廂，但是太重了，根本抬不起來。或者，我已設法把屍體放進後車廂，但血像黑黑的汽油不斷滲出，淹沒了整個後車廂。又或者，我把屍體送到醫院，搬上推床，推過一條又一條的走廊，就是找不到死者原來住的那間病房。「嘿！」有人對我大叫。我拔腿就跑，那人緊追不捨。我嚇醒了。四周漆黑，我太太在我身邊酣睡，我直冒冷汗，心臟狂跳。我以為那些人就是死在我手裡。我失敗了。

當然，死亡不代表誰失敗了。死亡是正常的。死亡也許是敵人，但也是自然秩序的一部分。我知道這些抽象的真理，但不曾面對死亡的真面目。是的，人終將一死，每一個人都不例外，包括我眼前這個人，我負責照顧的這位病人。

已故外科前輩努蘭（Sherwin Nuland）在經典之作《死亡的臉》（*How We Die*）感嘆：「大自然終將獲得勝利，在我們之前的世世代代都接受這樣的命運。在大自然之前，醫師願意認輸、謙遜。」然而，二十一世紀的我們，接受扎實的訓練，擁有最先進的科技，說實在的，並不怎麼了解謙遜的意義。

你選擇走上行醫這條路，想像自己從中獲得莫大的成就感，於是你對自己的能力充滿自信。這種成就感就像木匠修復破損的古董木櫃，或科學教師用精闢的解說讓五年級的學童恍然大悟，了解什麼是原子。行醫有一部分的成就感來自能夠助人，另一部分則來自利用精熟的技術解決難纏、複雜的問題。你的能力讓你獲得自我肯定。因此，對臨床醫師而言，最大的威脅莫過於覺得自己無能為力，無法解決病人的問題。

打從出生那一刻開始，我們每天都在變老——這是人生無可避免的悲劇。這是我們可以了解、也能接受的事實。瀕死與死去的病人以後再也沒出現在我的夢裡，但這並不代表我已知道如何面對無法修補的一切。醫學這個行業最厲害的地方，就是修補人體的缺損。如果你的問題是可以解決的，我們自然知道怎麼做。如果無法解決呢？於是，我們變得茫然、冷漠，而病人只能受苦，覺得活得沒尊嚴。

試著把死亡的處置納入醫療過程，不過是近幾十年的事，我們的經驗還很粗淺。而證據顯示，現今的做法大有問題。

## 坦然面對衰老與垂死的歷程

這本書要談的是死亡的現代經驗，包括衰老、死亡的感覺是如何；醫學如何改變這樣的經驗，以及有哪些是改變不了的；還有，我們想要面對生命的有限，卻因不了解現實而出錯。在外科行醫十年來，我自己也步入中年。我發現我自己和我的病人都認為現況已到了教人忍無可忍的地步。應該怎麼做呢？我們不只不知道確切的答案，甚至不知道是否可能找到詳盡的答案。然而，基於作家與科學研究者的信念，我相信藉由揭開面紗、貼近觀察，我們可以從困惑、怪異和混亂之中理出些頭緒。

你不必待在老人或疾病末期的人身邊，就可了解醫學常常只是讓人承受無謂的痛苦。在即將走到人生的盡頭之時，我們常為了一丁點的機會，不惜用藥物讓自己大腦昏沉，耗盡所有體力。我們住在養老院或加護病房，接受制式的常規治療，不再能擁有人生最重要的東西。如果我們不願坦然面對衰老與垂死的經驗，必然會活在痛苦中，無法得到基本的慰藉。要是我們不知道如何善終，那就只能讓醫學、科技和陌生人來操控自己的命運。

我寫這本書的目的就是為了要了解這一切。我們對死亡仍有太多的誤解。有些人一看到醫師論到每一個人難逃衰老和死亡，就不由得驚懼起來。即使醫師仔細分析、用心推敲，這個社會似乎仍有很多人仗著自己年輕體壯，冷眼旁觀，無視老人、病人遭到犧牲。畢竟有生就有死，生命週期就是這麼殘酷。如果不能接受這樣的事實，就只能在痛苦裡輪迴，無法解脫。

如何面對死亡？眼下說不定就有更好的做法，只是我們視而不見。

# 第一章 獨立的自我

因所得提高，加上退休制度，愈來愈多的人擁有經濟自主權，也就能安享清閑之福，「退休養老」的概念於焉成形。

在我長大成人的過程中，從未目睹過家人或周遭的人得了重病或年老體衰。我父母都是醫師，健康良好。他們是印度移民，在俄亥俄州一個名叫雅典的小小大學城把我和妹妹扶養長大，而我的祖父母、外公、外婆都在遙遠的東方。在我的生活圈中，我只看得到一位老人家。這位老婆婆就住在我們這條街的另一頭，她是我中學時期的鋼琴老師。後來，她生病了，不得不搬到另一個地方。我沒想過她去了哪裡，也不知道她後來怎麼了。在現代社會衰老是什麼樣的經驗，我可說一無所知。

上了大學之後，我與宿舍裡一個名叫凱瑟琳的女孩約會。一九八五年的耶誕節，我陪她回到維吉尼亞州亞歷山卓的老家，也去探望了她七十七歲的祖母愛麗絲．霍布森。她祖母看起來精神奕奕而且很獨立。她毫不忌諱提到自己的年紀，一頭未染的華髮旁分、梳得直順，就像老牌影星貝蒂．戴維斯的髮型。她兩手有不少老人斑，皮膚皺皺的，身穿式樣簡單、熨燙平整的寬鬆上衣和長裙。她塗了點口紅，甚至蹬了雙高跟鞋。

凱瑟琳後來成了我太太，我也漸漸了解愛麗絲的身世。愛麗絲在賓州鄉下一個以花圃和蘑菇園聞名的小鎮成長。她父親是花農，在數畝大的溫室中種植康乃馨、金盞花、大理花等。愛麗絲和兄弟姊妹是家族中最先上大學的。她在德拉瓦大學與土木工程學系的學生里奇．霍布森相遇。由於經濟大蕭條，畢業後足足等了六年才辦終身大事。婚後的幾年，因為里奇的工作，小倆口經常搬家。兩人育有二子，即我後來的岳父大人吉姆與他弟弟查克。里奇在美國陸軍工兵隊服務，成了建造大水壩和橋樑的專家。十年後，他奉派到華盛頓特區近郊的陸軍工兵處，成了處長的左右手，直到退休。他與愛麗絲最後在亞靈頓落腳，買了輛車，經常開車到各地出遊，也存了點錢，得以買下更大的房子，並讓兩個聰明的兒子接受高等教育，不必向銀行借貸。

後來，有一次里奇去西雅圖出差，途中突然心肌梗塞。由於他有心絞痛病史，於是含了硝化甘油舌下錠，以緩解胸痛。但那時是一九六五年，碰到緊急的心臟病症，醫師常無能為力。在愛麗絲趕到醫院之時，丈夫已撒手人寰。他才六十歲，而愛麗絲不過五十六歲。

愛麗絲靠陸軍工兵處發放的撫恤金，才能繼續保有亞靈頓綠堡街的房子。在我初次見到她的時候，她已獨自一人在那棟房子住了二十年。雖然我岳父母就住在附近，但愛麗絲還是完全獨立過活。她自己除草，還會修理水管。她常和朋友波莉一起去健身房。她也喜歡女紅，能做衣服、織圍巾，每年都會為家族的每一個人編織紅紅綠綠的聖誕襪，用鈕釦當聖誕老人的鼻子，上方還縫上每一個人的名字。她還組織了一個團體，每年都會到甘迺迪表演藝術中心演出。她開的車是雪佛蘭V8的Impala。車子很大，她得在駕駛座上加個厚厚的椅墊，才看得到前方的路。出門辦事、買東西，她從不假手他人。她常去親友家串門子，也樂於載朋友一程，甚至志願送餐給行動不便的獨居老人。

一年年過去，我們不由得開始擔心她還能像這樣獨自過活多久。愛麗絲身材嬌小，頂多一百五十公分左右，如有人說她矮，她會氣得杏眼圓瞪，然而她的確因為年事已高，日漸佝僂，體力也一年不如一年。我和她孫女結婚那天，她喜形於色，緊緊抱著我，說她能在有生之年看著孫女完成終身大事，實在太高興了，只是她有風濕的毛病，不能與我共舞。但她此時依然獨居，什麼事都自己來。

我父親初見她時，知道她一個人住，非常驚訝。父親是泌尿科醫師，因此診治過很多年老的病人。每當他發現病人已屆高齡還一個人住，乏人照料，總是很擔心。他認為這些病人雖然目前生活仍可自理，遲早總是需要他人照護。父親來自印度，家庭倫理觀念強烈，認為陪伴並照顧長輩是家人的責任。他自一九六三年來到紐約接受住院醫師訓練，即擁抱美國文化的每一個層面。他不再吃素，而且自己找對象。他的女朋友是小兒科住院醫師，和他一樣來自印度，但兩人的母語是不同的方言。由於他自己決定婚事，不讓我祖父安排，結果這門親事在印度老家成了醜聞。我父親熱愛打網球，是社區扶輪社的社長，喜歡講黃色笑話。他最驕傲的一天是在美國建國兩百週年那天，也就是一九七六年七月四日，在雅典郡市集站在臺上，宣誓成為美國公民，臺下有數百個民眾歡呼叫好。市集熱鬧非凡，一邊是豬隻拍賣會，另一邊則是撞車大賽。

美國社會唯有一件事他始終無法接受，那就是對待老年人的方式。他不解，為什麼年輕人忍心讓長輩獨居，或是把他們送到養老院由醫護人員照顧，讓他們在人生的最後，見到的只是叫不出名字的陌生人。在我父親成長的世界，這簡直是無可想像的人間悲劇。

## 傳統社會，子孫滿堂

從西方人的觀點來看，像我祖父那樣，在子孫陪伴下高壽終老，可說幸福無比。我祖父名叫西塔倫·葛文德，住在離孟買約五百公里的一個名叫烏堤的村落。祖父務農，祖先世世代代已在那裡耕耘了好幾百年。記得差不多在我見到愛麗絲之時，我和父母、妹妹一起回印度老家探望祖父，那時他已經超過一百歲了。他是我認識的人當中年紀最大的。他手持枴杖，彎腰駝背，就像一株彎曲的麥穗。他重聽，如果要跟他說話，得拿著一根塑膠管子對著他的耳朵大叫，他才聽得到。儘管祖父很虛弱，有時需要人扶著才能站起來，但還是打扮得很有威儀——頭上緊緊纏著白色頭巾，穿著平整的棕色菱格開襟毛衣，戴著像麥爾坎．X戴的那種上框粗黑的眼鏡，鏡片厚厚的。身邊隨時都有家人照料。正因為他年紀大，每個人都很尊敬他，在我們這個家族，他的地位是最崇高的，所以每件大事都會請教他的意見，像是婚嫁、土地糾紛或是做生意等。家族的人一起吃飯，總是會先把菜肴送到他面前。年輕人走進他家時，都會向他鞠躬，摸足致敬。

要是在美國，像他這樣的老人幾乎必然會被送到養老院。醫界有一套評量指標來評定老人各項日常活動的失能程度，包括獨自上廁所、進食、穿衣、洗澡、整理儀容、下床、移位（例如不需旁人攙扶，能自己從座椅站起來）以及行走。如果無法獨力完成上列八項活動，就被評為失去「身體獨立自主」的能力。如果無法自行購物、準備自己的餐點、做家事、洗衣服、服藥、打電話、一個人出門、理財，就被視為沒有「獨立自理生活」的能力，無法獨居。

上述日常活動，我祖父只能做到最基本的幾項，他的獨立自理生活能力也很有限，但在印度，這幾乎不是問題。我們毋需緊急把家族成員都找來開家庭會議，也不會為了如何安置老人家發生爭吵。家族理所當然會確保祖父頤養天年，直到離開人世。祖父與我叔叔一家同住，兒子、媳婦、孫子、姪兒、姪女都在身邊，要是他有任何需要，隨時都有人可以幫忙。

但在現代社會，已經很少老人可像我祖父一樣過著子孫滿堂、幸福安樂的生活。我老家的親戚讓我祖父依然擁有自己的田地。祖父年輕時不只一無所有，甚至必須扛起曾祖父留下的債務。有一年歉收，曾祖父失去了一切，所有的錢都給了債主，只剩已抵押的一甲地和兩隻瘦牛。不久，曾祖父就死了，留下一屁股債務給長子（也就是我祖父西塔倫）。祖父那時才十八歲，剛討了老婆，只好在曾祖父留下的一甲地做牛做馬。祖父說，有一陣子他和我祖母只能吃一點麵包配鹽巴，兩人差點餓死。他一方面虔心向神明祈求，一方面努力耕作，終於碰到豐年。家人不再挨餓，他也把債務還清了。過了幾年，他擁有的田地已有約一百甲，成了村裡的大地主，也有餘錢借給別人。他討了三個老婆，有十三個孩子，可惜老婆都沒他長命。

他重視教育，崇尚勤儉和獨立，重然諾，也以此為家訓，嚴格要求兒孫和晚輩。打從年輕時開始，他每天都起得比太陽早，每晚騎馬巡完田地，才上床睡覺，直到一百歲仍堅持如此。然而歲月不饒人，祖父已年老體衰，我那些伯伯、叔叔想到他可能從馬背上摔下來，就提心吊膽，但他們說不動老人家，只能要他換一匹比較小的馬，派人陪他巡田。直到祖父過世那年，他依然日日巡田。

要是他住在西方國家，這種行為簡直要被視為荒謬。醫師會說，這樣太危險了。如果他堅持要這麼做，結果摔下馬來，髖部骨折，被送到急診室，院方也不會讓他回家，會堅決要求他住進養老院。但我祖父仍活在前現代世界，可以自己選擇過日子的方式，家人也會全力相挺。

祖父最後活到一百一十歲。有一天，他要去鄰鎮的法院辦事。對一個百來歲的老人家來說，這似乎是瘋狂的舉動，但他認為這事非常重要，非親自出馬不可，於是在家人的陪同下搭巴士前去。就在他下車的時候，車子突然發動，他跌到地上。我叔叔送他回家，不到三天，他就一命嗚呼，看來有可能是硬腦膜下血腫致死。不管怎麼說，直到生命的終點，他都照自己希望的生活方式過活，家人也一直在他身旁，陪他到最後。

## 知識與智慧不再是老人的專利

翻開人類歷史來看，少數得以長壽的人，大抵和我祖父一樣，常常三代同堂，和子孫生活在同一個屋簷下。即使在幾百年前核心家庭逐漸取代大家庭之時（例如在歐洲北部），做子孫的也不會任由年老體衰的長輩自生自滅。子女長大成人之後，通常會離開父母，與配偶共組新的家庭，然而每個家庭總有一個孩子會與年邁的父母同住（通常是么女）。十九世紀中葉，麻州安默斯特的女詩人愛蜜莉．狄金蓀，就承擔起奉養父母的責任。他哥哥娶妻後自立門戶，她和妹妹與父母同住，直到他們過世。愛蜜莉的父親活到七十一歲，那時她已四十好幾，她母親活得更久。她和妹妹終身雲英未嫁。

愛蜜莉的父母在美國，我祖父在印度，雙方過的生活似乎大不相同，但是他們都有家人細心照料，沒有「老無所養」的問題。他們不需要儲存住養老院的費用，也不必靠志工送餐。住在自己的家，由一個或多個子女奉養、照顧，對老人來說似乎是天經地義。反之，在當代社會，很多老人不是獨居，就是待在安養機構，由醫護或服務人員來照顧。為什麼會這樣？這個社會的老人為何不再能像我祖父那樣子孫隨侍，反而都像我妻子的祖母那樣獨自一人過活？

一個原因是，年老本身已不同於往昔。過去，活到古稀之年的人很罕見，而能活這麼久的人通常是傳統、知識與歷史的守護者，因此享有崇高的地位與權威，直到死亡。在很多社會，年長者不但受到晚輩的敬愛與順從，是神聖儀式的主持人，也擁有政治權力。由於年長者備受尊敬與禮遇，比較年輕的人於是喜歡裝出老成的樣子，只要有人詢及年齡，總會多加幾歲。人口學家稱這種現象為「年齡積算」（age heaping），他們已想出種種複雜的方法來矯正年齡的誤報或偏差。人口學家還發現，自十八世紀開始，在美國和歐洲，一般人漸漸開始反向誤報年齡，也就是從多加變成減少。兩相對照，顯然在古代，人人都期盼變成廣受尊崇的長者。

如今，上了年紀的人不再希罕。一七九〇年，在美國年齡超過六十五歲的人不到總人口數的百分之二，但今天這個年齡層的人已達百分之十四。在德國、義大利和日本，更已超過百分之二十。目前，中國則是第一個老年人口超過一億人的國家。

此外，由於溝通科技的發展，包括書寫和網際網路等，知識與智慧不再是老人專屬。新科技創造出新的職業，需要新的專業知識與技能，而非豐富的經驗和成熟的判斷。曾經，我們對這個世界有不了解的地方，會去請教老人，現在則靠谷歌（Google）解答，而且，如果操作電腦時遇到任何問題，我們求教的對象是青少年。

或許，最重要的一點是，隨著人類壽命的增長，上下代之間的關係也跟著生變。在傳統社會，年輕人想要衣食無虞，得仰賴父母提供穩定的生活、處世的智慧，和經濟上的支援。土地的所有人是父母，他們死後，才會把財產交給下一代，而下一代願意犧牲一切照顧父母，為的就是可繼承財產。至少，照顧父母的兒女會比離家的孩子分到更多家產。不過，如果父母福壽綿長，反而會引發壓力。對年輕人而言，傳統家庭制度可能不再是生活穩定的保證，和上一代之間，往往會因為財產、金錢的控制權和生活上的種種細節，而產生摩擦。

我祖父就是一個例子。你可以想像他步入一百歲之際，我那些伯伯、叔叔也垂垂老矣，他們依然在等待能繼承財產，以獲得經濟獨立。我知道很多印度農村家庭，兩代之間常為了土地和錢吵得不可開交。我祖父在世最後一年，他和一起住的叔叔就曾發生激烈爭吵。最初原因已不可考，或許是我叔叔自己決定做什麼生意，沒跟我祖父商量；或者是祖父想出門，但沒人要陪他出去；也有可能他想開窗睡覺，而晚輩想關窗。不論原因為何，根據親戚描述（每個人描述的版本都不相同），最後我祖父要不是在深夜衝出家門，就是被叔叔家的人鎖在門外。總之，他去投靠住在幾里路外的另一個親戚，兩個月後才肯回家。

在全球經濟發展之下，年輕人的機會也和以往不同了。很多年輕人紛紛擺脫家庭的桎梏，走自己的路——積極找尋工作機會，選擇自己喜歡的工作，和自己心愛的人結婚，不再凡事聽從父母的安排。我父親就是如此。他離開烏堤，在印度第三大城那格浦爾就讀大學，然後到美國接受住院醫師訓練，最後在俄亥俄州的雅典郡落腳。他在美國行醫之路順遂，可謂功成名就，匯了很多錢回老家，幫父親和兄弟姊妹蓋新房子，為村子接自來水管、安裝電話並興建灌溉溝渠，以調節雨季水量，確保年年豐收。他甚至在老家的村子附近建立了一所學院，以我祖母之名命名。儘管如此，他已遠離家鄉，再也不會回去生活的事實，是不容否認的。

雖然美國人對待老年人的方式令我父親不安，但我祖父能在印度一直過著傳統生活，只因我伯父、叔叔等親戚仍留在家鄉。我們或許以為自己會嚮往像我祖父那樣兒孫滿堂、頤養天年，但我們之所以沒能享有這種「福氣」，是因為我們心裡並不真的想要。歷史模式明白告訴我們：一旦我們得到資源與機會，得以拋棄傳統生活，就再也回不去了。

## 現代社會，獨立自主

有意思的是，時移事遷，近代的老年人似乎已不會因為子女離家而難過。歷史學家發現，在工業時代，即使子女一個個都離家了，老年人也不會因此陷入經濟困境，三餐不繼，或鬱鬱寡歡。反之，由於經濟發展，財產所有權的形式也改變了。子女離家，到外地尋求工作機會，父母就算年事已高，也可把土地等不動產出租或出售，不一定要留給子女。因所得提高，加上退休制度，愈來愈多的人可以累積資產，擁有經濟自主權，也就能安享清閑之福，不必一大把年紀還得為了討一口飯吃而做牛做馬。「退休養老」的概念於焉成形。

人類的預期壽命在一九〇〇年還不到五十歲，到了一九三〇年代，由於營養、衛生和醫療等方面的改善，已爬升到六十歲。在十九世紀中，一般家庭平均有七個孩子，但步入二十世紀，則只剩三個。母親生下最後一胎的年齡也大幅下降——從停經前，降到三十歲或更年輕。因此，很多人都得以在有生之年看到子女長大成人。在二十世紀初，家中老么長到二十一歲之時，母親可能才五十歲，但在一百年前，母親大多已經六十多歲了。因此，現代人及其子女至少有十年以上不必擔心年老的問題。

老年人該怎麼辦？除了與時俱進，別無他法。父母和子女的分離不一定是壞事，或許因此能獲得自由。只要老年人有經濟能力，就能如社會學家所言，選擇與子女保持「有距離的親密關係」。在二十世紀初的美國，超過六十五歲的人有百分之六十與子女同住，但到了一九六〇年代，此比率已降到百分之二十五；至一九七五年，更已降到百分之十五以下。這是全世界的趨勢。在歐洲，八十歲以上的老人只有一成與子女同住，幾乎將近半數獨自一人過活（配偶已亡故或無配偶）。以亞洲人的傳統思維而言（就像我父親），讓老人獨居可謂家族之恥，但現在情況已大有改變。根據中國、日本和韓國的全國統計數字，老年人獨居的比率已快速攀升。

這的確代表很大的進步。老年人能有的選擇也更多了。一九六〇年，亞歷桑納州的房地產開發商魏柏（Del Webb）在炎熱乾燥的鳳凰城郊區，規劃了一座名為「太陽城」的養老社區，只限退休人士入住。在當時，這不但是創舉，也引發不少爭議。大多數的房地產開發商認為，老人喜歡和年輕世代接觸，但魏柏獨持異議。他認為，老人不一定想過著我祖父那樣兒孫繞膝的生活。於是他建造了太陽城，讓老人在此安享晚年。這個養老社區有高爾夫球場、購物中心和娛樂中心，讓退休老人可在這裡享受各種休閒設施以及和其他老人一起用餐。太陽城一推出就大受歡迎。目前，在歐洲、美洲和亞洲，這種養老社區已很常見。

至於那些不想住在養老社區的老人，比如愛麗絲．霍布森，仍可以住在自己的家，照自己喜歡的方式過活。這也是值得慶賀之事。翻開人類歷史來看，沒有哪個時代的老人能像今天一樣過著獨立、自在的生活。老少兩代的權力問題與利益衝突也獲得解決。老一輩並非失去地位和控制權，而是與下一代共享。

現代化並不會使老人地位降低，只是讓家庭觀念變得薄弱。拜現代化之賜，年輕人和老年人都得以過得更自由、更自主，不必依靠長輩或晚輩。現代社會對老年人的尊敬也許不若以往，然而這個社會並非轉變為以年少者為尊，而是尊重獨立的自我。

## 老人家遲早需要別人照料

但這種生活方式還是有個問題。我們對獨立的尊重並沒有考慮到現實：獨立畢竟只是暫時，老人遲早會因為重病或虛弱需要別人照料。這一天就像日落，是無可避免的。如果我們活著的目的是為了獨立，萬一不能獨立，我們該怎麼辦？

一九九二年，愛麗絲八十四歲了，除了安裝假牙和接受兩眼白內障手術，沒其他問題。以她的年紀來說，這樣的健康情況可說好得驚人。她沒得過重大疾病，也未曾住過院，依然常常和朋友波莉一起上健身房，自己購物、做家事。我岳父母曾勸她搬去一起住，他們可把地下室改建成適合她住的地方，也好有個照應。但愛麗絲就是不肯，堅持獨居。

然而，情況漸漸有了轉變。有一次愛麗絲與我岳家的人一起去山上度假，吃午餐的時候沒有現身，原來她跑錯地方，還在納悶其他人到哪裡去了。我們從不曾見過她這樣糊塗。接下來的幾天，家人都緊緊看著她，還好後來沒發生什麼意外，大家也不再提起此事。

之後，我岳母南恩有一天下午去看她，發現她整條腿青一塊紫一塊的。她可是摔倒了？

愛麗絲起先還否認，後來才坦承，她走下通往地下室的木樓梯時，滑了一跤。她說只是滑了一下，沒什麼大不了的，任何人都可能這樣，下次她會小心一點。

不久，她又摔了好幾次。雖然沒骨折，但家人愈來愈擔心。我岳父於是送她到醫院檢查。

醫師檢查後，發現她有骨質疏鬆的問題，建議她多補充鈣質。醫師調整原來的藥物並開給她新的處方。除此之外，醫師也不知道該如何是好。畢竟愛麗絲的問題不是就醫就可解決的。愛麗絲的情況愈來愈不穩定，記憶力漸漸變差，問題愈來愈多。我們心裡有數，她獨立生活的日子已經不多了。該怎麼做，醫師既沒有答案，也不能指引我們，甚至無法告訴我們接下來會如何。

# 第二章 肉身解體

我請教席佛史東醫師，專家是否已找到可對抗老化的回春路徑。

他斷然說：「沒有。我們的肉體之軀只會慢慢解體。」

醫學與公共衛生的進步改變了我們生命的軌跡。就整個人類歷史來看，死亡很普遍，常驟然而降，不管你是五歲還是五十歲，都有可能突然去閻王那裡報到。是生是死，就像擲骰子，全憑機運。這樣的人生畫成圖表，或許像這樣：

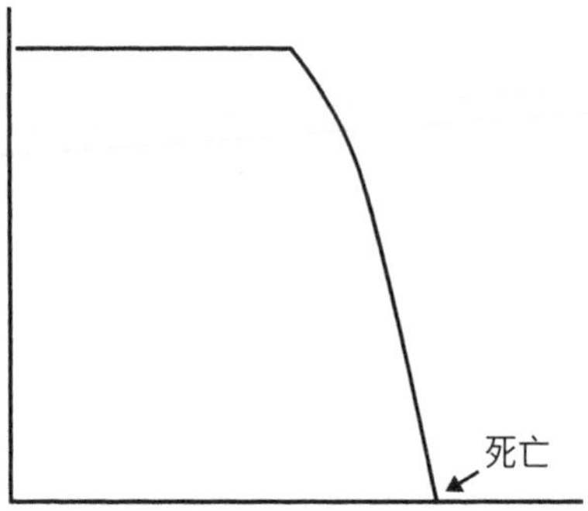

死亡

你可能健健康康的活著，一點問題也沒有，然後突然遭受疾病的襲擊，結果生命曲線陡降，就像落到陷阱裡頭。我祖母戈琵嘉白．葛文德，正是如此。她一直很健康，有一天得了瘧疾，病情嚴重，就此一命嗚呼，去世時還不到三十歲。或是像我妻子的祖父里奇．霍布森，在出差途中，心肌梗塞，就此與世長辭。

晚近，由於醫學的進步，墜入死亡的時間點一再延後。環境衛生的改善加上種種公共衛生措施，死於傳染病的人大幅減少，特別是幼兒傳染病；而臨床醫學的進展也使分娩和創傷的死亡率遽降。到了二十世紀中葉，在工業國家，每一百人只有四人在三十歲前死亡。在接下來的幾十年，醫學已能搶救遭受心肌梗塞、呼吸系統疾病、中風等重大疾病威脅的病人，使致死率降低。

當然，人難逃一死，最後終會死於某種疾病或意外。儘管如此，醫學還是一再幫我們把死期往後延。就算是無可治癒的癌症，在確診之後，經過治療，還是可能長命百歲。得什麼病，就對症下藥。很多疾病的症狀都是可以控制的，讓人得以恢復正常生活，不覺得自己是病人。然而，雖則疾病的腳步減緩，還是持續前進，就像夜間在邊界偷襲的軍隊，在黑夜的掩護下悄悄行進，終有一天會露出猙獰的臉孔，攻打你的肺、你的腦，你的脊椎，就像前述的拉札洛夫先生。這時，你的身體已抵擋不住，兵敗如山倒，不久就向死神豎白旗。

雖然與古人相比，今人很少早夭，但生命軌跡的最後一段大抵相同。在那幾個月或幾個星期，身體狀況百出，很快就整個停擺。即便病人多年前已由醫師診斷得知自己罹患何種病症，但死亡往往突然降臨，讓人措手不及。眼前的路明明又平又直，怎知前方就是死亡的懸崖？

很多慢性病如肺氣腫、肝病和鬱血性心臟衰竭，都是可以治療的，罹患這些疾病的人，生命軌跡不是平平的一直線，然後陡降，而是像崎嶇下行的山路，忽而上升，忽而下降，但終究是逐漸往下：

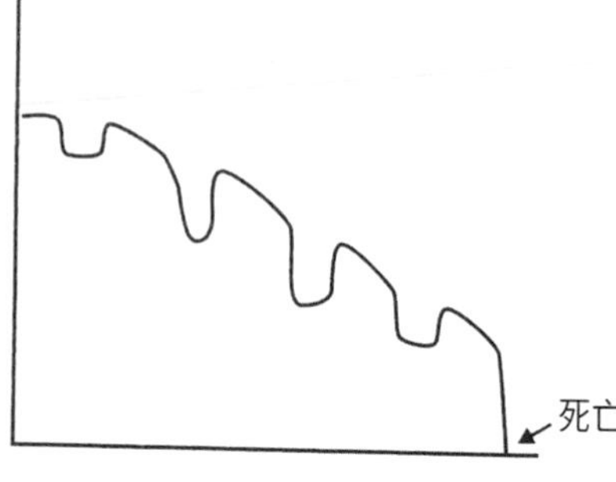

這條路有時會遽然下降，讓人暈眩，有時又逐漸上升，好像有復原的希望——儘管我們無法躲避疾病造成的傷害，還是能延緩死亡的腳步。我們可利用藥物、輸液、手術、加護病房，幫助病人度過難關。有的病人在住院之初看起來情況很糟，而且有些治療非但沒有幫助，反而加重病情，但就在我們以為病人快不行的時候，他們卻撐了過來。儘管身體虛弱，損傷嚴重，最後還是得以出院回家。不管如何，他們難以完全恢復。在病程持續進展、器官損傷日益惡化之下，即使只得了小感冒，也可能致命。這種病人生命軌跡的末段，仍是筆直往下，完全沒有恢復的希望。

由於醫學進步，很多人的生命軌跡不再像上面任一種。愈來愈多人得享高壽，衰老而終。然而，衰老不是一種診斷，死亡證明書總會載明某種致死近因，如呼吸衰竭或心臟衰竭等。其實，死亡通常不是某一種病症造成的，而是身體系統的毛病不斷累積，儘管經過修補、維護，最後還是因為狀況百出，問題盤根錯節，到無可彌補的地步，身體就此停擺。例如我們開降壓藥給年老的病人，又得幫他對付骨質疏鬆、控制這個、追蹤那個、置換損壞的關節、心臟瓣膜、活塞瓣，最後我們只能看著他的中樞神經系統逐漸退化、失靈。

這樣的生命曲線是很長的，緩緩往下：

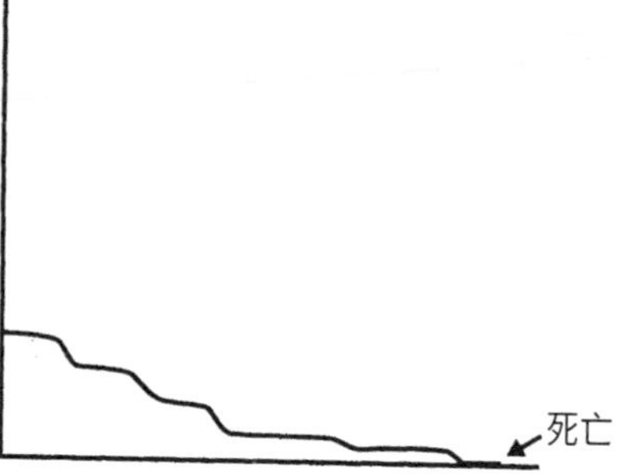


醫學與公共衛生的進步，為人類社會帶來不可思議的榮景，我們因而可以比前人活得更久、更健康，也更有生產力。但即使生命的軌跡已經改變，下降的那一段還是令人尷尬。那時，我們已不能獨立生活，往往需要別人長時間的照料。這種情況讓人不勝唏噓，誰都不希望自己變得如此衰弱。我們樂於傳誦九十七歲老人跑馬拉松的故事，好像這類例子並非難得一見的生理奇蹟、人人都能辦到似的，要是自己沒那麼厲害，還多少有點慚愧。然而，擔任醫師的我們，對年老帶來的衰退幫不上忙，也沒什麼興趣，除非老人家偶或得了什麼病症是我們可以處置的。

現代醫學的進展，已為我們帶來兩大革命：不但改變人類生命軌跡的生理層面，也改變了這種軌跡的文化層面。

## 老化使得該硬的不硬、該軟的變僵硬

老化就是身體各器官、組織的輓歌。以牙齒為例，最外層的白色琺瑯質是我們身體最堅硬的物質。一旦老化，琺瑯質磨耗變薄，就會顯現象牙質的黃色；同時，供應牙髓的血流變少，牙根萎縮，唾液變少，牙齦容易發炎、鬆動，牙齒根部因此露出，於是牙齒看起來變長，而且搖搖欲墜，尤其是下排牙齒。專家表示，他們光是看一顆牙齒，就可判斷一個人的年齡，誤差不到五歲。

儘管牙齒在細心照顧之下，可避免脫落，但老化總是絆腳石。如老人得了關節炎、小中風或者會不自主的顫動，刷牙以及用牙線潔牙就都成了苦差事。再者，上了年紀之後，神經就沒那麼敏感，老人往往等到蛀牙或牙齦發炎嚴重，才知道要去看牙醫。一般而言，到了年老之時，下巴肌肉質量要比年輕時少了百分之四十，而下顎骨的密度不但低了百分之二十，也變得多孔、脆弱。咀嚼能力愈來愈差，因此老人會吃比較鬆軟的食物。這樣的食物多半是易發酵的碳水化合物，也使老人更容易蛀牙。例如在美國這樣的工業國家，年滿六十歲者平均約少了三分之一的牙齒。八十五歲以上的老人，則有將近四成，牙齒都掉光了。

骨頭和牙齒堅硬度變差，偏偏其他該柔軟有彈性的部分卻變僵硬了。比如血管、關節、肌肉、心臟瓣膜，甚至連肺部等，都因鈣質沉積而硬化。如果你在顯微鏡下觀察老年人的血管和軟組織，會從中發現和骨頭一樣的鈣質成分。在為年老的病人開刀時，我們常發覺其主動脈等大血管已失去彈性，摸起來硬硬的。研究人員發現，要判斷病人是否可能因動脈粥狀硬化症而死，骨質密度這個指標要比膽固醇濃度來得可靠。似乎人老了，骨頭中的鈣慢慢流失，積存在其他組織的鈣則增多了。

血管變窄、變硬，為了保持一樣多的血在體內流動，心臟就得加壓輸送。結果，半數以上的人到了六十五歲都有高血壓的問題。心臟因為長期高壓輸送而變得肥厚，動不動就覺得不堪負荷。過了三十歲，心臟最大輸出量就逐年變少。過了中年，很多人不再像年輕的時候能跑那麼遠、那麼快，爬一段樓梯就氣喘吁吁。

心肌變厚，其他部位的肌肉反而瘦削。到了四十歲左右，肌肉質量和力量都大不如前。等到八十歲的時候，肌肉總重則已減少四分之一到一半。

我們可從手掌看到這些老化的過程。手的肌肉質量有百分之四十都在大拇指球裡的肌肉（又稱大魚際肌）。如果你仔細看老人家的手掌，會發現拇指底部並沒有隆起的肌肉，只有脂肪。如用X光照射這隻手，X光片呈現的動脈血管會有鈣質沉積的斑點，骨頭也變得透明。人過了五十歲，骨密度每年大約減少百分之一。一隻手有二十九個關節，每個關節都很容易罹患骨關節炎，致使關節表面磨損，凹凸不平，最後關節裂解，骨頭碰骨頭。病人由於關節腫大、疼痛，手腕動作減少，抓握的力氣也變小了。

手還有四十八條神經。指尖肉墊的皮膚外力接受器退化之後，觸覺就會變得遲鈍。運動神經元死亡之後，手指也就無法和往日一樣靈活，字跡會變得潦草，手的移動速度會變慢，震動知覺也減弱了。如果使用一般手機，按鍵和觸控螢幕都很小，老年人會覺得吃力。

這些都是正常現象。儘管飲食和運動可減緩老化的過程，但身體老化終究停不下來。我們漸漸年老，肺功能愈來愈差，腸胃蠕動變慢，內分泌腺逐漸停工，就連腦子都會縮水：在三十歲的時候，腦部這個器官重約一千三百公克，占滿整個腦殼，然而到了七十歲，由於灰質減少，大腦體積已縮減了百分之十五，大腦與腦殼之間空隙加大，這也是為何老人家頭部萬一受到撞擊，容易腦出血的原因，因為腦組織會在顱腔內晃盪。腦部組織中最早萎縮的是額葉（負責判斷與計劃）與海馬（記憶中心）。記憶及多重意念的構思與衡量（即大腦的多工運作）最強的是時候是在中年，之後此能力就逐漸衰退。早在四十歲前，大腦處理訊息的速度已開始變慢（難怪很多數學家和物理學家都以「早慧」著稱）。到了八十五歲，記憶力與判斷能力皆已嚴重受損，因此這個歲數的人有四成都會罹患典型的失智症。

## 老化是漸進而殘酷的，無人能倖免

人為什麼會老？這個主題已引發非常多的論辯。傳統觀點認為，在日常生活中，人體組織各處會產生磨損，老化就是這種隨機磨損累積的結果。比較新的觀點則是認為：老化已寫在我們的基因程式之中。持這種論點的科學家指出，相近的動物物種一樣面臨組織磨損，壽命長短卻大有不同。例如，加拿大鵝一般可活二十三．五年，但皇帝鵝平均只能活六．三年。也許動物就像植物，體內有一套調控機制。例如，有些種類的竹子聚集成叢，綠油油的，壽命可達一百年，一旦一起開花，不久就會全數乾枯、凋亡。

近幾年，這種有如開關操縱的生命理論，獲得不少人支持。例如有研究人員就曾操控秀麗隱桿線蟲（*C. elegans*）的一個基因，以延緩老化，並使其生命延長為兩倍。（在短短十年內，以這小小的線蟲為模式生物的研究，已經兩度榮獲諾貝爾生理醫學獎。）自此，科學家競相利用單一基因的控制，來延長各種生物的生命週期，例如果蠅、老鼠和酵母。

儘管有這些發現，以目前的證據來看，人類壽命不像是基因操控的結果。別忘了，現代人種已在這個地球存活了幾十萬年，除了最近這一、兩百年，人類平均壽命大抵只有三十歲或更短。（研究顯示，羅馬帝國人民的預期壽命平均為二十八歲。）絕大多數的人尚未步入老年，已一命嗚呼。翻開人類史來看，各年齡層都有死亡風險，不一定衰老以終。如蒙田在十六世紀末的觀察：「老死非常希罕，不但不自然，甚至可說是最後、也最極端的一種死法。」今日，全世界很多地區的居民平均壽命已逾八十歲，與古人相比，皆是長壽的異數，早已超過原定的死期。因此，我們研究老化，其實是要了解這麼一個不自然的過程。

令人訝異的是，遺傳對壽命長短幾無影響。德國馬克斯．普朗克人口研究所的主任沃培爾（James Vaupel）教授論道，你能長壽與否，只有百分之三與你父母的壽命相關。

反之，你身高的百分之九十取決於父母的遺傳。即使是同卵雙胞胎，壽命一般也有十五歲以上的差距。

如果基因對壽命的影響不如我們想像的那麼大，關於老化的奧祕也許可從傳統的磨損模式下手。芝加哥大學的研究人員嘉甫瑞羅夫（Leonid Gavrilov）論道，人類的衰亡就像所有複雜體系，是隨機、漸進的。工程師早就發現簡單的機械不會老化，功能可靠，然而一旦某個重要零件壞了，就無法使用。像是發條玩具，只要扭緊發條就能啟動，如果一個齒輪生鏽或彈簧斷掉，就報銷了。但是具有幾千個零件的複雜體系（如發電廠）就算有些零件壞了，還是必須繼續運作。因此，工程師在設計複雜機器之時，都會加上重重多餘的系統，不只是有備用系統，連備用系統本身都還有備用系統。備用系統的效能雖則可能不如原始系統，但是仍可避免整個體系因一些故障而停擺。嘉甫瑞羅夫說，人體也是如此。因此我們有備用的腎臟、肺葉、性腺、牙齒等。我們細胞內的DNA也常會損壞，所以有好幾個DNA修復系統，使DNA結構恢復原樣，重新執行原來的功能。如果某個重要基因遭受永久損壞，附近通常都有相同的基因可以替代。就算整個細胞死了，也有其他細胞可以支援。

儘管如此，一個複雜體系損壞的部分還是會愈來愈多，終有一天，再多一個損壞就會影響到整個體系，致使體系變得脆弱。不管是發電廠、汽車或大型組織皆是。人體也不例外，只要很多關節受損、很多血管鈣化，最後都會變得不堪一擊。即使有備用系統，也有全部用盡的一天。

老化的現象常教我們怵目驚心。例如，頭髮的色素細胞全部凋亡，頭髮就會變得花白。頭皮色素幹細胞的生命週期只有幾年。我們靠頭皮底下的這些色素幹細胞進入生髮毛囊，以維持新頭髮的顏色。然而，色素幹細胞還是有用完的一天。因此，一般人到了五十歲就會有一半頭髮花白。

皮膚細胞具有清除廢物的機制，在這過程中，慢慢分解出來的殘留物會凝結成含有脂肪的黃褐色素，即所謂的脂褐素。脂褐素在汗腺中累積，就會影響排汗功能，因此上了年紀的人，比較容易遭受中暑或熱衰竭之類的熱傷害。

眼睛則是會因老化而出現質變。眼睛中的水晶體是由晶體蛋白構成，非常強韌，然而隨著年紀漸增，水晶體可能會因化學變化而失去彈性。這也就是為什麼四十歲出頭的人會開始出現遠視。此外，水晶體也會逐漸變黃，即使沒有白內障。（白內障是水晶體混濁，致使光線無法穿透，視力模糊。主要成因為老化、紫外線傷害、膽固醇過高、糖尿病、抽菸等。）一個六十歲的人，哪怕身體還很健康，水晶體仍難逃老化的命運，會失去柔軟度而且變得混濁，能穿透水晶體的光只有二十歲年輕人的三分之一，因此落在視網膜的影像會變得模糊。

我曾與在紐約帕克老人照護中心（Parker Jewish Institute）任職長達二十四年的老年醫學科資深醫師席佛史東（Felix Silverstone）討論過老化的問題。他已發表過百篇以上有關老化的研究報告。他告訴我：「老化的過程很複雜，不是一種常見的細胞機制可以解釋的。」褐脂素、自由基造成的破壞，不斷在我們體內累積，加上隨機的ＤＮＡ突變，還有數不清的細胞微問題。老化的過程是漸進的、殘酷的，沒有人得以倖免。

我請教席佛史東醫師，老年醫學專家是否已經找到可以對抗老化的回春路徑。他斷然說：「沒有。我們的肉體之軀只會慢慢解體。」

## 高齡化社會，問題嚴重

這可不是什麼讓人歡欣鼓舞的前景（這還是說得客氣的）。人的本能就是想要迴避衰老這個事實。有關老化，市面上有好幾十本暢銷書，大都取這樣的書名，如《愈活愈年輕》、《青春之泉》、《不老的祕訣》等。我覺得最妙的則是《性感的熟年世代》。然而，對老化而言，即便採取眼不見為淨的策略，日後還是必須付出很大的代價。不願及早面對老化的事實，將來就更難適應。的確，老化是每一個人必經之路，但我們也能使這條路走起來不那麼坎坷、痛苦。

今日，由於醫學進步，人類壽命因而延長，使得存活曲線「矩形化」（即生命軌跡接近平平的一直線，然後陡降）。但就人類歷史來看，過去人類社會各年齡層人口的組成像金字塔：兒童是人數最多的底部，由此往上，各年齡層人數隨著年齡的漸增而遞減。例如，在一九五〇年，五歲以下兒童占美國人口的百分之十一，四十五歲到四十九歲的占百分之六，而八十歲以上的只占百分之一。今天，五十歲的人口已和五歲的人口所占的比例相同，再過三十年，則八十歲的人口將和五歲的人口一樣多。所有工業世界的人口發展趨勢，大抵若是。

然而，沒幾個社會能因應這種人口趨勢。我們都有六十五歲退休的想法。如果六十五歲的人占比很小，這是可行的，但是這個年齡層的人若逼近百分之二十，社會要如何養活這麼多不工作的人？自經濟大蕭條以來，世人皆有儲蓄的習慣，以供養老之需，但現在的人很多入不敷出，遑論儲蓄。當今社會的老人有半數以上已無配偶，兒女又寥寥無幾，而我們卻很少想到自己要如何獨自度過晚年。

同樣讓人憂心的是，醫學界反應緩慢，還不知如何因應這樣的變化，增進老年人的生活品質，而且很多人都不知道問題的嚴重性。雖然老年人口急遽增加，從一九九六年至二〇一〇年，在美國，仍在執業的老年醫學專科醫師卻已減少了百分之二十五。申請接受成人基層醫療專科訓練計畫的年輕醫師，人數愈來愈少，整型外科和放射醫學則炙手可熱，申請人數每每創下新紀錄。這固然和收入有關（老年醫學及成人基層醫療專科醫師的收入是所有專科醫師當中最少的），另一個原因就是，很多醫師都不願收治老年病人。

老年醫學科醫師席佛史東為我解釋說：「一般醫師不喜歡照顧老人，因為老人毛病很多，他們應付不了。老人耳背，眼睛不好，記憶力或許也變差。為這樣的老人看診，不管是問問題或是解釋，你都得一而再、再而三的重複，所以看一位老人就要耗上很多時間。況且，老人的主訴不會只有一種——有可能多達十五種。面對這麼多的毛病，你要怎麼辦？你根本無能為力。有些毛病可能是長達五十年的老問題了。既然五十年來都解決不了，你哪有可能在一夕之間治好。他們可能有高血壓、糖尿病、關節炎等拖了很久的病。這些病只能耐心控制，難以根治，照顧這樣的病人還真是吃力不討好。」

儘管如此，老年醫學還是一門成熟的專業領域。或許醫師無法治好老人那一籮筐的病，但還是可以告訴病人如何因應。我直到踏入我們醫院的老年醫學科門診，看到臨床醫師如何診治，才深切了解這個專業領域的本質，以及老年醫學對每一個人的重要性。

## 老年醫學——維護病人的生活品質

我們醫院的老年醫學門診中心，名為「長青健康中心」（即使這個門診中心主要診治對象都年逾八十，病人仍不喜歡看到「老年醫學」或「老年」這樣的字眼。）此部門就在我們外科中心樓下，多年來我幾乎每天都會經過，但從來沒有想過要去了解一下他們在做什麼。一天早上，我刻意溜下樓，徵得病人同意之後，旁觀老年醫學科主任布魯道（Juergen Bludau）看診。

布魯道醫師問那天早上門診的第一位病人：「你哪裡不舒服？」病人是八十五歲的老太太，一頭捲曲的白髮剪得短短的，戴著橢圓鏡片眼鏡，下身穿了一件薰衣草紫的針織裙，面帶甜甜的微笑。她身材嬌小，但看起來還硬朗，走得滿穩的，皮包和外套夾在一隻手臂下面，女兒尾隨在後。老太太雖穿著一雙淺紫色的矯正鞋，但走路並不需要別人攙扶。老太太說，為她診治的內科醫師建議她來這裡看門診。

是有什麼特別的問題嗎？布魯道醫師問這位名叫琴恩．嘉甫里列斯的老太太。

答案似乎是有，也可以說沒有。琴恩先提到她這幾個月一直飽受下背痛的折磨，有時讓她痛到無法走路，有時則使她難以下床或是從椅子上站起來。她還有關節炎的問題。她伸出指頭讓我們看——指關節腫腫的，手指已出現天鵝頸般的變形。十年前，她的兩個膝蓋都開過了全膝關節置換術。她把服用的藥物清單交給布魯道醫師，然後說她因覺得「生活壓力過大」而有高血壓。她有青光眼，每四個月必須到眼科檢查。她說，她向來沒有「上廁所方面的問題」，但坦承最近已開始包尿布。她曾因直腸癌開過刀，最近到放射科檢查，醫師說她的肺部出現一顆結節，可能是癌細胞轉移的腫瘤，建議她接受切片檢查。

布魯道請她說說生活狀況。聽到之後讓我想起愛麗絲，也就是我太太的祖母。琴恩說，她一個人住，但有隻約克夏跟她作伴。她住在波士頓西洛克斯柏里一戶獨棟房子。丈夫在二十三年前死於肺癌。她沒開車。有個兒子就住在附近，不但每週一次幫她採買東西，也每天都會來看她。她開玩笑說：「看我是不是還活著。」另一個兒子和兩個女兒住得比較遠，但有時也會來幫忙。其實，她還能照顧自己，煮飯、做家事都沒問題。她會按時服藥，也能處理帳單。

「我有一套做事方式，」她說。

她有高中教育程度，在第二次世界大戰期間，曾在查爾斯敦海軍造船廠擔任鉚工，也曾在喬登馬許百貨公司工作過。但那都是陳年往事了。她現在足不出戶，頂多牽著狗在自家庭院遛遛，兒女有空就會來探望她。

布魯道醫師詢及她生活的一些細節。她說，她通常凌晨五、六點醒來——這樣的睡眠對她而言，似乎已很充足。如果背痛不嚴重，她會下床，沖個澡，穿好衣服，然後走到樓下吃藥、餵狗、吃早餐。布魯道醫師問，她早餐吃些什麼。她說，玉米片和一根香蕉。其實，她討厭香蕉，但聽說香蕉含有豐富的鉀離子，有抑制高血壓的功效，就不敢不吃。早餐後，她會帶小狗去院子遛遛。接著，做一些家事，像是洗衣、打掃等。接近中午的時候，她會休息一下，收看電視估價節目「價格猜猜猜」。午餐，她吃三明治加上柳橙汁。如果天氣好，飯後她會在院子裡坐一會兒。她一向喜歡蒔花弄草，可是現在已經禁不起那樣的勞動。午後的時間過得很慢，她或許再做些家事，有時會小寐一下或是打電話聊天。傍晚，她開始準備晚餐——通常是沙拉，或許再炒個蛋或烤馬鈴薯。她喜歡看運動節目，因此晚上常看紅襪隊、愛國者隊出賽，或美國大學籃球賽，直到半夜才上床睡覺。

布魯道醫師請她坐在檢查檯上。她爬上臺階時搖搖晃晃的，在醫師攙扶下，才爬上去坐穩。醫師幫她量血壓，正常。接著檢查她的眼睛、耳朵，然後請她張開嘴巴。他用聽診器聽她的心跳和肺部的聲音。這些檢查很快就完成了。接著，他仔細看她的雙手，看了好一會兒。琴恩的指甲修剪得很整齊。

「誰幫你剪指甲？」他問。

「我自己剪的，」琴恩答道。

我在想，這樣看診能有什麼幫助。以琴恩的年紀而言，目前狀況還算不錯，但她面臨好幾個難纏的問題，包括關節炎、失禁和癌症轉移。我猜想，布魯道醫師必須利用這四十分鐘的看診時間，決定何者為首要問題，看是可能威脅到老太太性命的癌症轉移，或是最讓她困擾的背痛。但他顯然另有考量，幾乎完全沒提到這些，反而盯著老太太的腳。

他請琴恩把鞋襪脫掉。她問：「真有這個必要嗎？」

「沒錯，」他答道。後來老太太看完診離開了，我聽布魯道解釋，才明白為什麼他要這麼做。他跟我說：「一定要好好檢查腳。」他說，曾有一位男士來看診，衣著整齊合身，還打了個領結，外表看來不錯，但他「露出了馬腳」：由於他無法彎下腰，好幾個星期都沒好好洗腳，已遭細菌感染，情況相當嚴重。

琴恩費了點功夫才脫下鞋子。布魯道見她手忙腳亂，於是向前幫她脫下襪子，仔細檢查她的腳。他捧著琴恩的一隻腳，從腳跟到腳趾一寸寸細看，連腳趾間的縫隙也不放過。檢查完畢，他幫琴恩穿上襪子、鞋子，然後把檢查結果告訴她和她女兒。

布魯道醫師總評道，琴恩目前的情況很好。她頭腦清楚，體能也不錯，就怕退化。對她而言，目前最嚴重的威脅不是那個肺結節，也不是背痛，而是摔倒。每年有三十五萬個美國人摔倒，致使髖部骨折。其中，有百分之四十的人因此住進養老院，百分之二十的人從此無法再走路。摔倒的三大危險因子為平衡感不佳、服用四種以上藥物以及肌肉衰弱無力。即使沒有這三個危險因子，老人在一年中摔倒的機率還是有百分之十二。如果三個危險因子皆具，幾乎百分之百會摔倒。琴恩至少有兩項危險因子。她的平衡感不好，雖然她不需要助行器，但布魯道醫師從她走進來的步履看出她有外八字腳。她的腳有點腫，腳趾甲沒修剪，趾間皮膚有潰瘍，腳拇指球長了厚厚、圓圓的繭。

琴恩正在服用五種藥物，儘管每一種都對她有幫助，但這些藥物加起來會產生暈眩的副作用。再者，她服用的一種降壓藥是利尿劑，但她似乎很少喝水，如此一來不但有脫水的風險，而且會使暈眩惡化。布魯道醫師就發現她的舌頭極乾。

她沒有肌肉虛弱無力的現象，這點還不錯。布魯道醫師說，他注意到琴恩從椅子上要站起來時，不必用手撐，馬上就站起來了，顯然她的肌肉還有力氣。但從她描述的生活細節，她似乎吃太少了，再這樣下去，就會變得虛弱。布魯道醫師詢問她最近的體重變化。她承認，她已在半年內瘦了三公斤左右。

布魯道後來告訴我，醫師的工作在於維護病人的生活品質，主要包括下列兩點：一是讓病人免於疾病的折磨，另一則是讓病人保有足夠的身體功能，積極參與各種活動。大多數的醫師認為：自己只要為病人治病就好了，其他的與他們無關。如果真的與醫師無關，可是病人一天天變得孱弱，最後只好送去安養機構，是誰的責任呢？醫師可能會辯說，這又不是醫療問題，不是嗎？

大多數的醫師認為：自己只要為病人治病就好了，其他的不關他事。

對老年醫學科醫師而言，這正是醫療問題。儘管身體與心靈的老化無可避免，還是有因應之道，至少可以避免一些最糟的結果。因此，布魯道醫師將琴恩轉診到足踝專科醫師那裡，要她每四個月接受一次診療，以照顧好自己的腳。至於她目前服用的藥物，看來是沒有縮減的必要，但他把她的利尿劑換成另一種降壓藥，以免脫水。他還建議她白天出門時吃點低卡路里、低膽固醇的點心，或是看能不能常和家人或朋友一起用餐，以促進食慾。布魯道醫師說：「自己一個人吃飯常會覺得沒胃口。」他也請琴恩三個月後記得回診，讓他評估這些建議是否對她有幫助。

將近一年以後，我再次見到琴恩和她的女兒。琴恩已經八十六歲，現在吃得比較好了，甚至重了一公斤左右，仍舊一個人住，生活也還能自理，而且一次都沒摔倒過。

## 衰敗像蔓藤，悄悄爬滿我們的身體

在我遇見布魯道醫師或琴恩之前，愛麗絲早就開始摔倒。她的摔倒其實有如警鈴響起，只是我和我岳家的人都不知道這是可以防備的。如果我們當初知道可以做什麼樣的改變，或許可延長愛麗絲獨立生活的日子。但就連她的醫師也不知道，結果是狀況愈來愈糟。

接下來，愛麗絲不是摔倒，而是發生車禍。有一天，她開車從車道倒車出來，竟然一股腦兒往後衝，不但衝過馬路、開上人行道，甚至駛進對面人家的院子，直到撞上灌木叢才停下來。家人推測，她應該是錯把油門當剎車，才會如此。

但是愛麗絲說，車子的油門卡住了。她向來為自己的開車技術自豪，痛恨別人說她老了、頭腦不靈光才會做出這樣的糗事。

衰敗像蔓藤，悄悄爬滿我們的身體，日復一日，只是很難察覺出來，因為你會慢慢調適。直到有一天，你突然發現，身體即將傾頹，危在旦夕。這不是摔倒造成的，也不是車禍，而是你被蒙蔽已久。

車禍之後不久，愛麗絲請兩個人來幫她整理庭院，也談好酬勞。那兩人看她是老人家，好欺負。等工作完成後，他們對愛麗絲說，她該付將近一千美元。愛麗絲斥責他們胡說。她對錢向來小心，絕不糊塗。那兩人面露凶光，還出言威脅，強迫愛麗絲開支票給他們。愛麗絲嚇壞了，同時又為了這件事難為情，因此沒告訴任何人，心想事情過了就算了。沒想到，第二天晚上，兩個壞蛋食髓知味，又上門來要錢。她跟他們爭吵，最後還是在脅迫之下開了支票。結果這兩個惡棍總共向她要了七千美元以上。愛麗絲還是想息事寧人。直到下次壞人再度上門之時，鄰居聽到愛麗絲在門口跟人爭吵，於是打電話報警。

等警察趕到，壞人已經走了。警察請愛麗絲做筆錄，並承諾會調查此事。愛麗絲直到現在還是不想讓家人知道她被人恐嚇取財。但她知道這件事很麻煩，最後不得已才對我岳父吉姆吐實。

吉姆詢問幫忙報警的鄰居。鄰居說，他們也為她擔心，覺得她一個人住很不安全。除了這件事和先前的車禍，鄰居還發現愛麗絲就連拿垃圾到人行道都很吃力。

後來，警察抓到那兩個壞蛋，以重大竊盜罪將他們繩之以法。儘管壞人被定罪、入獄，愛麗絲終於鬆了口氣，但經歷這樣的事件，我們實在不放心讓她這麼脆弱的老人家一個人住。

事情過去後，我岳父建議愛麗絲跟他一起去看看養老院。他說，只是去看看他們的服務和設備如何。儘管如此，兩人心裡有數，遲早有一天愛麗絲不得不去那裡住。

## 老年醫學仍未受重視

衰老是我們的命運，死亡總有一天駕臨。然而，在我們身體最後的備份系統故障之前，人生最後一段旅程是陡峭還是平順，依然會受到醫療的影響。我們都希望過著自己想要過的生活，做自己想做的事，不要衰老到寸步難行，只能躺在床上或凡事都得依賴別人。大部分的醫師卻不是這麼想的。醫師善於解決某個問題，如直腸癌、高血壓或膝關節炎。只要是某種病症，醫師都能想辦法對付。然而，如果是個年事已高的老太太，有高血壓、膝關節炎等病症，每天飽受疾病折磨，快沒生活品質可言，說實在的，就連醫師也不知道該怎麼辦，甚至只是愈幫愈忙。

幾年前，明尼蘇達大學的研究人員，以五百六十八位七十歲以上的人為研究對象。這些人一直獨立生活，但因為慢性病、突然生病或是認知功能急遽退化，有可能失去生活自理的能力。研究人員取得他們的同意，隨機指定其中半數接受老年醫學醫護團隊的診治，另一半則還是看平時為他們診療的醫師，而醫師也知道這些人的生活風險。十八個月後，兩組人都有百分之十死亡。但接受老年醫學醫護團隊協助者，與另一組相較，失去生活自理能力者少了百分之二十五，得憂鬱症者少了一半，而需要居家健康照護者也少了百分之四十。

這樣的結果令人驚異。如果科學家發明了一種自動去除衰弱的機器，這種機器不會延長你的壽命，但能降低你被送到養老院或是得憂鬱症的機率，一定會大受歡迎。我們不會在乎醫師是否必須切開我們的胸腔，以便在我們體內安裝這樣的機器。凡是超過七十五歲以上的人，都會躍躍欲試。國會也將舉辦聽證會，想知道為何不能為四十歲的人安裝。醫學生更將爭先恐後成為安裝這種機器的專家，生產這種機器的廠商股價也將在華爾街的力捧之下，一飛沖天。

只是，我們目前擁有的只是老年醫學。老年醫學團隊不做肺部切片、背部手術，也不會為我們安裝去除衰弱的機器。他們只是簡化我們服用的藥物，追蹤我們關節炎控制的情況，注意我們是否經常修剪腳趾甲，以及三餐的分量和營養是否足夠。他們也關心我們一個人住會不會太孤獨，並請社工定期上門查訪，看我們住的地方是否安全。

對於這些老年醫學科醫師的服務，我們給予什麼樣的回報？上述明尼蘇達大學研究團隊的首席研究員博特（Chad Boult）可以告訴你答案。博特是老年醫學專科醫師，他發表研究，證明老人在專業醫護團隊的照顧之下，生活品質可獲得很大的改善。然而，在研究發表幾個月後，明尼蘇達大學就關閉了老年醫學科。

博特後來到巴爾的摩約翰霍普金斯大學的布隆博格公共衛生學院任職。他說：「明尼蘇達大學說，老年醫學科是賠本生意，不得不關門大吉。」博特在研究中提出，老年醫學科每照顧一位老人，就會虧本一千三百五十美元，但聯邦政府的老人醫療保險計畫（Medicare）並不會彌補醫院方面的虧損。

這實在是雙重標準。聯邦健保機構願意給付二萬五千美元的心臟節律器或冠狀動脈支架，只因這樣的器材或許有助於民眾的健康。至於研究證明真正對老人健康有幫助的明尼蘇達大學老年醫學團隊，二十幾位成員卻全數遭到裁員，必須另覓新職。全美國有數十所醫學中心本來有老年醫學科，不是縮編，就是整個裁撤了。博特有很多同事都變得低調，不再宣揚自己具有老年醫學科訓練背景，就是擔心太多老年病人慕名而來。博特嘆道：「老年醫學科的『錢景』實在慘淡無比。」如我們深究現實，將會發現老年醫學科的「錢景欠佳」只是一個症狀。很少人肯為老年醫學發聲，如此重要的醫療任務並未獲得重視。我們都喜歡新的醫療器材，也希望國會議員為我們爭取到更多的健保給付。我們要醫師承諾他們能為我們解決身體上的毛病。至於老年醫學專科醫師，有人吵著需要這樣的專家嗎？

老年醫學專科醫師的任務在於加強老年生活的韌性，增加老人面對不測的能力，但是這樣的任務不只是困難無比，而且受到很大的限制。該科的醫師必須時時注意老年病人的身體及其變化，關心他們的營養、藥物和生活情況。他們也都知道老人生活中有很多問題都是無法解決的，身體的衰敗也是無可避免的，然而還是得想辦法做出一些必要的改變，讓他們能過得較好。儘管世人對青春永駐抱有不切實際的幻想，老年醫學科醫師還是得面對人無法長生不死的現實。

## 在身體狀況許可下，過著有尊嚴的生活

對席佛史東醫師而言，因應老化問題以及隨之而來、令人挫折的現實，是畢生的工作。半世紀以來，他一直是美國老年醫學這個領域最頂尖的醫師。在我初次與他見面之時，他已經八十七歲了。他可以感覺到自己的心智與體能正在日漸衰退。他畢生研究的主題——老化與衰弱，已降臨到自己身上。

說來幸運，儘管他在六十幾歲的時候曾心肌梗塞發作，心臟功能喪失了一半，甚至在七十九歲那年差點心搏驟停，但身體尚稱健朗，仍可堅守醫療崗位。

他告訴我：「有一晚，我在家中坐著，突然覺得心悸。我才剛拿起書來看，不久，就覺得呼吸困難。再一會兒，我覺得胸口像被壓住，喘不過氣來。我量了一下自己的脈搏，發現已超過兩百。」

他有著過人的冷靜，即使胸痛發作，仍抓住機會量自己的脈搏。

「我和我太太討論了一下，看是不是要叫救護車，最後決定叫他們來。」

席佛史東被送到醫院之後，急診科醫師藉由電擊才恢復他的心跳。他有心室心搏過速的問題，於是醫師幫他植入心臟整流去顫器。幾個星期後，他覺得已完全恢復，醫師

就讓他繼續全職工作。除了這次心室心搏過速，他還曾接受多次疝氣修補、膀胱手術，也有關節炎的問題，但這些都未能阻撓他行醫，頂多讓他無法像過去那樣勤奮練琴。他身高原有一百七十公分，因脊椎老化出現壓迫性骨折，足足縮減了七公分，此外還有聽力減退的問題。

他說：「我改用電子聽診器，雖然用起來麻煩，但功能挺不錯。」

到了八十二歲，他不得不退休了。問題並非他本人健康不佳，而是因為他太太貝拉。他們已結縭六十年以上。席佛史東與貝拉在布魯克林國王郡醫院相遇、相戀，當時他是實習醫師，貝拉是營養師。婚後，他們育有二子。孩子長大離家後，貝拉取得教師證書，指導有學習障礙的兒童。在她七十幾歲的時候，視網膜病變影響她的視力，以致無法工作。過了十年，她幾乎完全失明。席佛史東不放心把她一個人留在家裡，於是在二〇〇一年停業。他們搬到麻州波士頓市郊康頓鎮的一座名為果園灣的養老社區，離兩個兒子住的地方不遠。

席佛史東醫師說：「這個轉變對我們的衝擊很大，我實在不知道自己是怎麼熬過來的。」他已從病人身上看到很多痛苦的實例，知道要適應新的生活型態對老人而言有多麼困難。他看完最後一位病人，把所有的家當打理好，準備搬到新的住處，那一刻他覺得自己像要死了。他回憶道：「我將家裡的東西一一打包。這個家沒了，我覺得自己的人生也差不多了。這種感覺實在糟透了。」

我們坐在果園灣社區大廳旁的圖書室。窗外景色如畫，陽光迤邐，牆上掛著高雅的畫作，還有古典白色布沙發。這裡就像是高級旅館，只是在這裡走動的清一色是七十五歲以上的老人。席佛史東和貝拉住的公寓有兩房一廳，空間寬敞，看得到森林的景致。席佛史東在客廳擺了一架平臺鋼琴，書桌上有一疊疊的醫學期刊——他說，這是他的「心靈食糧」。這雖是個完全獨立的生活空間，但有人會來幫忙清潔打掃、換床單和毛巾，每天傍晚也有人來做飯給他們吃。他們還可升級為生活支援服務，三餐會有人送來，而且每天還有一位私人助理過來，提供一個鐘頭的居家照護服務。

但他們住的可不是一般養老社區，平均一戶租金每年高達三萬二千美元，還要繳交六萬到十二萬美元的入會費。然而，在美國八十歲以上的老人，一年平均收入只有一萬五千美元。住在長照機構的老人，半數以上不但必須耗盡所有的積蓄，還得靠政府的社會福利救濟金，才能支應。一般美國人在老年時會因生活無法自理，而在養老院住一年以上（年度花費是獨立生活的五倍以上）——席佛史東就怕自己和太太有這麼一天。

由於身為老年醫學科醫師，他盡可能用客觀的角度來看待發生在自己身上的改變。

他注意到自己的皮膚變得乾燥，嗅覺不像以前那麼靈敏，視力變差了，而且動不動就覺得疲累，也開始掉牙。於是，他使用乳液以避免皮膚龜裂，注意不被曬傷，每個星期騎三次室內健身腳踏車，每年去牙醫那裡兩次接受定期檢查。

他最擔心的莫過於腦部退化。他說：「我的思考不像過去那麼敏銳。以前，一份《紐約時報》我只要半個小時就看完了，現在則得花一個半小時。」儘管看那麼久，他仍不曉得自己是否了解內容。他的記憶力也有問題。他說：「我回頭讀剛才看的，明知已經讀過，但有時還是會發現自己已忘了文章在說什麼，這是短期記憶的問題。你很難讓訊息停駐在腦中。」

他使用自己教病人的方法。他告訴我：「我設法讓自己專注在手上正在做的事，而非只是不假思索的做事。我並沒有完全失去這樣的能力，只是不像以前那麼能夠一心二用。例如，我現在不能一邊想事情一邊穿衣服，而且確保每個步驟都不出錯。」然而，他也知道這樣的策略並非萬無一失。我和他聊天，發現同樣的事有時他講了兩遍。他的思路總會落在相同的軌跡上，就算他想要開闢新的路徑，還是會不知不覺走回老路。他是老年醫學科醫師，自然明白自己的退化是怎麼回事，儘管如此，他仍難以接受這樣的現實。

他說：「我偶爾會陷入憂鬱。我想，這應該是憂鬱症發作。雖然我不至於因此失去生活能力，但是當憂鬱來襲……」他停頓了一下，搜索適當的字眼，「真的讓人很不舒服。」

儘管遭遇這樣的困難，支持他走下去的是了解自己活著的目的。他能堅守醫療崗位這麼多年，也正是因為這樣的目的——也就是幫助周遭的人。他來到果園灣才幾個月，就協助成立一個委員會，以增進該社區的醫療服務品質。他也號召住在那裡的退休醫師共組讀書會，研讀醫學期刊。他還協助一位年輕的老年醫學科醫師進行獨立研究，調查他們那個養老社區住戶對臨終不實施心肺復甦術的態度。

更重要的是，他覺得自己對貝拉和兒孫責任未了。貝拉已經失明，記憶力也有問題，凡事都需要別人照顧。如果他不照顧貝拉，她可能就得住進養老院。他幫她穿衣，餵她吃藥，也為她準備三餐。他帶她散步、回診。他說：「她就是我活著的目的。」

但貝拉對他做事情的方法未必都滿意。

席佛史東說道：「我們常常吵架。對很多事情的意見都不同，不過，事情過去就算了，不會一直記在心上。」

席佛史東並不覺得照顧貝拉的責任是一種負擔。由於他的生活圈變得很小，能照顧貝拉讓他覺得自我很有價值。

「我是唯一照顧她的人，我也很高興自己還有這樣的能力，」他說。這個角色也使他特別注意有哪些事已超乎他能力所及。要是他無法對自己誠實，了解自己的限制，對貝拉也不會有好處。

一天晚上，席佛史東請我過去吃飯。那個養老社區有個像高級餐廳的餐室，可預訂座位，有服務生，必須著正式服裝才可入內。男士的話就得穿類似西裝的外套和襯衫。由於我身穿白袍，不得不向餐廳領班借一件海軍藍西裝外套。席佛史東穿了棕色西裝，加上石青色哈佛衫，挽著身穿及膝藍色洋裝的貝拉走來，引領她坐下。這件洋裝也是他幫她挑選的。

貝拉親切、健談，眼神洋溢青春的神采。但她坐好之後，非但找不到眼前的盤子，更別提看菜單了。席佛史東幫她點了野米濃湯、香煎蛋捲、馬鈴薯泥和碎花椰菜。他特別囑咐服務生，她有高血壓，因此菜肴別放鹽。他自己點了鮭魚和馬鈴薯泥。我則點了一道湯和牛排。

上菜之後，席佛史東用時鐘指針的方向告訴貝拉，她餐盤那三種不同的食物各在何處。他把叉子放在她手中，然後開始吃自己的餐點。

儘管他倆已經特別注意要細嚼慢嚥，貝拉還是嗆到了。被蛋捲嗆到。她淚水盈眶，咳了起來。席佛史東幫她把水杯送到嘴邊。她喝了一口，吞下蛋捲。

席佛史東向我解釋說：「我們上了年紀之後，因為頸椎前凸，即使看著前方，從頸椎的位置來看，就像在看天花板。如果你在吞嚥的時候，又抬起頭來，就很容易嗆到。這是老人常見的問題。你聽！」果然，如果細聽，幾乎每一分鐘都可聽到有人嗆到的聲音。席佛史東轉過頭去跟貝拉說：「親愛的，吃東西的時候，頭要低一點。」

不料吃了兩、三口之後，他自己也嗆到了。禍首是鮭魚。他狂咳，嗆到臉都紅了，總算把卡在喉嚨的鮭魚咳了出來。過了一分鐘，他的呼吸才恢復正常。

「我沒照自己說的去做，」他說。

其實，席佛史東可謂老當益壯。能活到八十七歲已經不簡單，更難能可貴的是，他還能掌握自己的生活。在他執業之初，實在難以想像一個高齡八十七、有心臟病史的老人，不但能獨立生活，還能照顧失明的妻子，並致力於研究工作。

其實，他也有幸運的地方。例如，他的記憶並沒有嚴重退化。即使已屆高齡，他的生活自理能力依然不錯。他的目標很簡單，就是在身體狀況許可下，過著有尊嚴的生活。他很早就儲蓄，也一直工作，因此沒有財務困窘的問題。他也盡可能維持社交生活，避免離群索居。他注意自己的骨頭、牙齒和體重變化，也找一位擁有老年醫學專長的醫師，幫他做身體檢查，以繼續過獨立自主的生活。

## 老年醫護人力短缺

我問老年醫學教授博特：有鑑於社會的高齡化趨勢，我們該怎麼做，才能確保未來有足夠的老年醫學科醫師，來照顧愈來愈多的老人？他說：「我們已經無能為力。現在已經太遲了。」培養一位老年醫學科醫師需要很長的時間，而現有的醫師已嚴重不足。再過一年，在美國完成老年醫學科訓練的醫師總計還不到三百人，即將退休的已超過這個數目，更別提因應未來的十年所需。此外，我們也欠缺老年精神科醫師及專門照顧老人的護理師和社工。不只美國，其他國家的情況也差不多，還有很多則更糟。

但博特認為，現在採取另一種策略亡羊補牢，為時未晚。他將指導一些老年醫學科醫師，讓他們訓練原來從事基層醫療的醫師和護理師，使之投入照顧老人的行列。儘管這是個難以達成的任務——畢竟目前的醫學生百分之九十七都沒上過老年醫學的課程，而這樣的策略也需要政府財力支援，給付那些老年醫學科醫師，做為他們訓練基層醫護人員的報酬，不然這樣的訓練計畫將因為沒有預算而胎死腹中。要是大家有心，博特預估在十年內，所有的醫學院、護理學院、社工系及內科住院醫師訓練計畫，都可能增加老年醫學相關課程。

他說：「我們總得試試。將來老人應可比今天過得更好。」

## 老人開車事故多

吃完飯聊天時，席佛史東醫師告訴我：「你知道，我還能開車。我開車技術仍是一流的。」

他得開車去幾公里外的史陶頓鎮，幫貝拉拿藥。我問，我可以跟他去嗎？他欣然同意。他目前開的這部金色豐田冠美麗是自排車，車齡已有十年，已開了六萬三千公里。這部車裡裡外外看起來都樸實無華。他從狹窄的停車空間倒車出來，飛快開出車庫。他的手很穩，一點都不抖。暮色濃重，我們在新月的照耀下，穿梭於康頓鎮的街道。碰到紅燈，他平穩的把車停下，轉彎時會打燈號，而且開得很平順。

我承認，坐他的車，一開始我有點怕。畢竟八十五歲以上老人開車發生致命車禍的機率，是青少年駕駛的三倍以上。在路上，最危險的駕駛人莫過於老人。我想起愛麗絲倒車衝進對面鄰居家院子的事。幸好，那時院子是空的，沒有小孩在那裡。幾個月前，洛杉磯居民威勒把油門當剎車，他開的別克就此撞進聖塔蒙尼卡的農夫市集，造成十個人死亡、六十幾個人受傷。威勒已高齡八十六。

但席佛史東看來駕駛技術純熟。我們在一個十字路口碰到施工，而施工處標示不清，害席佛史東差點開到另一條車道，那就可能撞上迎面而來的車流。幸好他反應很快，把車子開回正確車道。由於他已是一個將近九十歲的老人，沒有人知道他何時會喪失駕駛能力。終有一天，他還是必須把車鑰匙交出來。

但那晚，他一點也不擔憂。只要能開車上路，他就滿心歡喜。走上一三八號公路之後，車流變得稀少，他把車速定在七十公里的速限。他搖下車窗，把手肘放在窗框上。涼風習習，我們傾聽輪胎壓過路面的聲音。

「這夜色真美，不是嗎？」他說。

# 第三章 依賴

不知當我們衰老、病痛纏身、凡事都得依賴他人之時，要如何才會覺得人生是值得活的？

老人說，他們怕的不是死亡，而是死前的種種——失聰、喪失記憶、失去摯友，以及不再能夠像以前一樣獨立過活。正如席佛史東告訴我的：「年老是一連串的失落。」菲立普·羅斯（Philip Roth）在描述男性肉體衰老的小說《凡人》（*Everyman*）中，論道：「年老不是一場戰役，而是屠殺。」

如果運氣好加上講究健康（注意營養、運動、控制血壓，必要時去看醫生），通常還是能活得長久，而且過得不錯。然而，我們身體的損壞日積月累，終有一天不管身體或心智都難以應付每日生活所需。儘管很少人突然遭逢意外死亡或猝死，大多數的人到了老年，總會衰退到無法獨立生活。

我們不喜歡去想這件事。所以，大部分的人都沒有預作準備。若非身體已經衰退到非要別人照顧不可了，幾乎都不願正視問題，然而這時再來盤算，為時已晚。

席佛史東來到這個十字路口的時候，出問題的不是他本人，而是妻子貝拉。貝拉的身體一年不如一年，席佛史東儘管已經九十幾歲了，健康狀況還是好得出奇。他沒生什麼重病，依然每週上健身房運動，繼續為宗教研究的學生上課，教授老年醫學課程，也在果園灣的健康委員會服務，甚至還在開車。但貝拉的情況很糟，她已完全失明，耳朵也不好，記憶也退化得厲害。我們一起吃飯的時候，席佛史東必須一再跟她說，我就坐在她對面。

雖然貝拉和席佛史東為他們失去的青春和健康感傷，但也為自己還擁有的欣喜。貝拉或許不記得我和許多她不太熟的人，但很喜歡跟我們一起聊天。此外，她和席佛史東結縭數十年，總有說不完的悄悄話。席佛史東從照顧貝拉，找到人生的目的，而貝拉也發現自己對席佛史東意義重大，因為他們倆是相依為命的生命伴侶，只要能看到對方，就覺得安心。席佛史東幫她穿衣，幫她洗澡，餵她吃飯。兩人出門散步，總是手牽著手。夜晚，他們在床上相擁，然後慢慢進入夢鄉。席佛史東說，這些生活的點點滴滴都是他們生命中最寶貴的。儘管他們已共同生活將近七十年，但過去從來沒有像現在這樣相知相愛。

然而有一天，他們才了解：這樣的生活如何不堪一擊。貝拉感冒了，中耳積水，鼓膜破裂，導致失聰。她本已完全失明，記憶退化，和席佛史東的溝通完全倚賴話語，現在聽不到了，她只能活在一個人的黑暗世界。席佛史東在她掌中寫字母，但她無法辨識他在寫什麼。就算簡單如穿衣服這樣的事，她也完全搞不清楚。她失去了感覺定位，也不知時間。她陷入精神錯亂，有時還會出現幻覺，焦躁不安。席佛史東因壓力和睡眠不足，心力交瘁，無法繼續照顧貝拉。

席佛史東不知道該怎麼辦才好。養老社區的人建議：把貝拉送到社區照護中心，接受專業照護。他無法接受這樣的安排。他說，絕對不行，她得跟他一起住在家裡。

幸好，不到二十天，貝拉的右耳鼓膜復原了，雖然左耳聽力已完全喪失，至少右耳能聽。

席佛史東說：「我們溝通比以前困難，但至少還能溝通。」

我問，如果貝拉的右耳又聽不到了，或者再碰到類似打擊，他會怎麼做？他說，他不知道。「我很害怕自己有一天會無法照顧她，我只能盡量不去想未來。甚至明年會如何，我也不敢想。太令人沮喪了！我只能想下星期的事。」

這是可以理解的，因為每個人處在這樣的景況，也只能如此。但世事無常，他們深深恐懼的打擊還是來了。一天，兩人一起散步時，貝拉突然跌倒。他不知道是怎麼回事。路很平，他攙扶著她慢慢走，但貝拉還是摔了一跤，兩條腿的腓骨（小腿骨外側，從膝蓋到足踝的細長骨）都斷了。急診醫師為貝拉雙腿打上石膏，直到膝蓋上方。席佛史東最害怕的事發生了。他已經九十幾歲，像貝拉這樣的情況，他哪照顧得了？貝拉不得不住進社區照護中心，由看護和護理師二十四小時輪班照顧。

你或許會以為，如此一來，貝拉和席佛史東都可鬆一口氣，不必再承擔照護的重擔。其實，情況要比我們想像的來得複雜。從一方面來看，照護人員能提供的真的只有「專業照護」，其他的都沒有。他們承接席佛史東長久以來背負的重擔——幫貝拉洗澡、如廁、穿衣等，因應她的日常生活所需；席佛史東因此可以喘息。但席佛史東和貝拉發現，照護員常讓他們生氣。有些照護員只把貝拉當成病人，而不是一個人。例如，她有自己喜歡的梳頭方式，但是沒有人問她頭髮希望怎麼整理，也沒興趣了解。席佛史東總是幫貝拉把食物切得剛好，讓她比較好吞下，知道要怎麼扶她，她才會比較舒服，也知道她喜歡的穿衣方式。但他怎麼跟照護員解釋，他們就是抓不到要領。有時，在氣急敗壞之下，他索性放棄，不管他們已經做了什麼，乾脆自己再做一次，因此造成衝突和怨懟。

「他們覺得我礙手礙腳，我則認為他們愈幫愈忙，」席佛史東說。他也擔心這陌生的環境會讓貝拉精神更加錯亂。幾天後，他想出新的辦法，決定帶貝拉回家，自己照顧。

他們的公寓離照護中心只有一個樓層。儘管只是一層之隔，感覺卻天差地遠。然而席佛史東畢竟無力自行擔起照顧之責，還是請了幾位護理師，二十四小時輪班幫忙照顧貝拉。雖然一個半月後貝拉才能拆石膏，還有一段辛苦的日子要過，但席佛史東總算能放心了。他和貝拉都覺得這樣比較自在。她可以住在自己家、睡在自己的床，而且與親愛的丈夫同枕共眠。幸好他們及早搬回家住。因為就在貝拉拆下石膏、能再度走路的四天後，她就過世了。

那時，他們正在吃午餐。貝拉轉頭，對席佛史東說「我不舒服」，便頹然倒下。救護車很快把她送到當地醫院。席佛史東不想拖慢救護人員，就讓他們先走，開車尾隨於後。貝拉被送到醫院後，沒等到席佛史東趕到，就斷氣了。

三個月後，我見到席佛史東。他還沉浸在喪妻之痛。他告訴我：「我覺得自己的身體少了一部分，好像被肢解似的。」他聲音沙啞，眼眶泛紅。幸好，他還有一大安慰：貝拉在過世前沒有受苦，而且在生命的最後幾個星期仍待在自己的家，跟摯愛的先生在一起，而不是在冷冰冰的照護中心死去，惶惶不安，不知自己身在何處。

## 愛麗絲搬進長木屋之後

我太太的祖母愛麗絲一樣非常害怕離家。家讓她有歸屬感，並覺得自己還有能力掌控生活。但是在她被壞人恐嚇取財之後，顯然不能再一個人住了。我岳父吉姆物色了幾家養老院想帶她去看，儘管她一點興趣都沒有，最後還是妥協。岳父下定決心要找到一個她會喜歡的地方，讓她在那裡安享晚年。然而事與願違。看著這一連串事件的發展，我慢慢了解癥結何在，也才發現，我們這個社會給老人和殘障者的照護制度仍然有許多問題。

吉姆希望能在離他們家不遠的地方找到合適的地方，方便日後開車去探望，並希望費用是愛麗絲賣掉房子後可以負擔的。他也想找一個可提供永續照護的養老社區，就像席佛史東和貝拉住的果園灣，有自己的公寓，獨立生活，將來失去自理能力後，也有醫護人員能就近提供二十四小時的照顧。他列出好幾個可以去參觀的地方，有的近、有的遠；有的是營利機構、也有非營利組織。

愛麗絲最後選擇了一棟專供老人住的複合住宅大樓，姑且稱之為長木屋。這是隸屬聖公會的非營利機構。她有些教會朋友已經住在那裡。吉姆從家裡開車過去，幾乎不用十分鐘。這個社區很熱鬧，有不少活動。對愛麗絲和她的家人來說，簡直太理想了。

「其他地方都太商業化了，」吉姆說。

愛麗絲在一九九二年秋天搬進去。她住的是一房一廳的獨立公寓，比我想的要來得寬敞。這公寓還有完備的廚房，有足夠的收納空間放她的餐具，光線也很不錯。我岳母南恩要求管理人員將這公寓重新粉刷，也找了以前曾為愛麗絲裝潢房子的設計師，來幫她擺放家具、掛畫。

南恩說：「愛麗絲一搬進來的時候，發現老家的家具都在這裡，已經擺好了，原本使用的餐具也都在這裡的廚房抽屜，就會有家的感覺。」

愛麗絲搬進長木屋幾個星期後，我去看她，發現她似乎悶悶不樂。她不是喜歡抱怨的人，也沒說任何生氣、哀傷的話，更沒表示什麼不滿。她變得退縮了——我以前從來沒看過她這樣子。雖然她外表和過去差不多，但眼神已失去往日的神采。

起初，我想這大概是因為她再也不能開車的緣故。沒有車子，行動自由就受限制。她剛搬進長木屋，也把她的車開來了，希望能繼續開。但是就在搬進去的第一天，她開車出去買東西，她的車就不見了。她報警說車被偷。警察來了，做了筆錄，答應說他們會好好調查。不久，吉姆也趕到，他根據自己的預感，朝向隔壁的巨碩食品商場停車場看了一下。愛麗絲的車就在那裡。她糊塗了，把車停在另一家店的停車場，才會找不到車。她在羞愧之下，決定以後再也不開車。就在這一天，愛麗絲不但失去了她的老家，也失去了她的車子。

但她的失落與憂傷不止於此。她的新公寓有廚房，但她完全不煮，和大夥兒一起在長木屋的食堂吃飯，但她吃得很少，變瘦了，而且不喜歡與人交往。她也不參加團體活動。她以前喜歡去教會參加裁縫班、讀書會，也上健身房或是跟大家一起去林肯中心，現在都不去了。

如果你不想參加已有的活動，也可以籌組自己喜歡的活動。然而，愛麗絲不管做什麼都興趣缺缺，老是一個人。我們猜想，她或許有憂鬱症。於是吉姆和南恩帶她去看醫生，精神科醫師也開了藥給她吃。但依然沒有幫助。儘管她原來住的綠堡街和長木屋相距只有十一公里，但從老家搬到長木屋之後，她的人生必然起了很大的變化。她不喜歡現況，但也莫可奈何。

## 濟貧院的悲慘世界

從另一個時代來看，住在長木屋這麼舒適的地方還會悶悶不樂，似乎很可笑。一九一三年，哥倫比亞大學的研究生納索（Mabel Nassau）曾針對格林威治村一百位老人的生活情況，進行調查研究。其中有六十五位女性，三十五位男性。在這個沒有退休金和社會保險的年代，每個人都很窮。只有二十七位女性長者能靠著儲蓄、出租房屋或打零工（如賣報紙、幫人清掃家裡或修理雨傘）養活自己。大多數的老人都因病重或身體虛弱而無法工作。

例如，有一位六十二歲的寡婦（納索稱之為C太太）在一戶人家當女僕，賺的錢只夠她在一棟分租公寓裡，租下後面一間有煤油爐的房間。她因病而辭去工作，後來又因嚴重靜脈曲張，寸步難行，只能躺在床上。另一位S女士已「病入膏肓」，她與七十二歲、罹患糖尿病的哥哥同住。在這胰島素尚未問世的年代，她哥哥很快就不良於行，而且日益消瘦，不久就病逝了。M先生是愛爾蘭人，已六十七歲，以前曾在碼頭當搬運工，因中風而癱瘓。還有許許多多的老人「年邁體衰」，納索似乎意指，這些老人因過於衰老而無法照顧自己。

除非這樣的老人能得到家人的照顧，否則只能被送到所謂的濟貧院或救濟院。救濟窮人和老人的機構，在歐洲和美國已有數百年的歷史。如果你年事已高，需要幫助，但膝下無子，又一貧如洗，那就只得住在濟貧院。

濟貧院破舊髒臭，是個像監獄的所在。他們收留各式各樣的人——又老又窮的人、運氣不好的移民、年輕酒鬼和精神病人。這些人就像囚犯，社會上的人總認為他們是因放縱荒唐和道德敗壞，才會淪落至此，濟貧院雖然收留他們，還會要求他們勞動，以彌補過錯。管理員對年紀大的比較寬容，不會給他們太辛苦的工作，但其他待遇則沒有什麼不同。丈夫和妻子必須分開住。這裡沒有基本醫療照護，放眼望去，院內淨是髒亂、殘破。

一九一二年，伊利諾州慈善委員會曾如此描述該州一個郡的濟貧院：「這裡的環境很糟，甚至不適合動物生活。」該院不分年齡和需求，男男女女皆住在一間間長三．六公尺、寬三公尺的簡陋房間裡，到處都是臭蟲。「老鼠四處橫行……大批蒼蠅圍著食物打轉……這裡沒有浴缸。」一九〇九年，維吉尼亞州也在報告中描述：很多老人得不到足夠的營養和照顧，常感染肺結核，而且沒能得到治療，就此一命嗚呼。照顧年老殘障人士的經費總是短缺。該報告還提到，濟貧院有個女人常跑到街上亂走，又沒有人看著她，管理員索性在她身上繫上重約十二公斤的鎖鏈。

每一位老人想到被送進這樣的機構，就不寒而慄。但在一九二〇和三〇年代，也就是愛麗絲和她先生年輕的時候，住在濟貧院的人當中，有三分之二都是老人。儘管鍍金年代繁華豪奢，還是有人在濟貧院餓死、病死。接下來的經濟大蕭條引發全國性的抗議運動。上了年紀的中產階級發現自己工作了一輩子，省吃儉用，存下來的錢放銀行，銀行卻倒閉了。一九三五年，美國仿效歐洲通過社會保險法。這是以年金保險為核心的老年、遺屬與失能保險，使美國退休者得以頤養天年，寡婦不再孤苦無依。在這之前，只有富人可在退休之後享受無憂無慮的生活，自社會保險法實施之後，很多人都能得到安樂，以終天年。

蓬勃富足的工業國家，很快就遺忘了濟貧院。儘管如此，我們還是可在其他地區看到。在開發中國家，這樣的機構其實很常見，因為經濟成長還不足以支撐多代同堂，致使老人陷入貧困，乏人照料。我就發現印度人常假裝不知道當地有濟貧院，但最近我去了新德里，就親眼見識到濟貧院的悲慘世界。這種地方就像是狄更斯小說中的場景，也像是一百年前美國各州慈善委員會報告中描述的。

像維瑞德上師收容所（Vishram Vridh ashram）就是一間留置貧民的慈善機構。這個老舊的收容所位於新德里南端的貧民窟——當地居民都把汙水直接倒在外面路上，骨瘦如柴的老狗在街上的垃圾堆裡覓食。這個收容所是倉庫改建的，裡面沒什麼隔間，一張張小床和床墊像排列整齊的郵票，鋪滿地面。這裡留置的殘障老人約有幾十人。管理人名叫巴嘉特，年約四十幾，打扮體面，看起來像專業人士。他的手機每兩分鐘就響一次。他說，他是受到天神的召喚，才在八年前設立這間收容所，經費來源皆是靠善心人士捐獻。只要還有空床，他絕不會把上門求助的可憐人趕走。住在這裡的人有半數本來住在養老院或醫院，因為無法繳付住院費而被送來。另一半則是志工或警察在街上或公園發現的街友。這裡的每一個人都貧病交加。

在我參觀收容所之時，已有超過一百個人住在這裡。最年輕的六十歲，最年長的則已一百多歲。住在一樓的人算是需要照顧最少的。其中一位是錫克教徒，他蹲在地上，像青蛙一樣緩慢向前爬行——先用雙手，再用雙腳，就這樣雙手、雙腳，再雙手、雙腳。他說，他本來在新德里高級住宅區開電器行，女兒當會計，兒子則是軟體工程師。不料在兩年前遭逢不測，照他的描述聽來，好像是胸痛及多次中風。他在醫院躺了兩個半月，人都癱瘓了。醫藥費成了天文數字。家人不再來看他。最後，醫院的人把他載來這裡。巴嘉特說，他曾透過警方跟他家人說，他們的父親想回家。但他的家人推說不認識他。

走上狹窄的階梯，到達二樓，那裡收留失智等嚴重殘障的病人。一位老人坐在牆邊，扯開喉嚨唱著不成調的悲歌。在他旁邊有個女人在自言自語。她的眼珠子白白的，看來是得了白內障。有幾位照護員在這裡服務，餵病人吃飯，幫他們維持清潔。這裡不但嘈雜，還有一股濃重的尿味。我想透過翻譯跟兩、三位老人談談，但他們就是搞不清楚我在問什麼，無法回答。有個又聾又盲的女人躺在附近的一張墊子上，聲嘶力竭的吼叫。她似乎在重複同樣的言語。我問翻譯，她在說什麼。翻譯搖搖頭，說道那些字句沒有任何意義，接著她就衝下樓去。她的情緒已經潰堤，無法再待在這個地方。如果這個世上有地獄，我想，這就是了。

巴嘉特看著這一屋子的人，說道：「這些人已到了人生的盡頭。可惜，我能力有限，無法提供他們真正需要的。」

在愛麗絲居住的工業世界，老人已可避免這樣的命運。由於社會繁榮，就算是窮人也能住進養老院，三餐吃得營養，還有專業的醫療服務、復健，也可玩賓果遊戲。數以百萬年老、衰弱的人都能得到妥善的照顧，過著安全無虞的生活。這是一百年前住在美國濟貧院的人無法想像的。然而，大多數的人還是覺得現代養老院是個可怕的地方，與世隔絕，甚至臭味難聞，只有快死的人，才會住那種地方。我們該有更好的選擇吧。

## 這裡不是我真正的家

長木屋似乎是養老最理想的所在。那裡設備新穎，不但安全，照護品質也是一流的。愛麗絲住的公寓就像她的老家一樣舒適，而且更安全，生活也更便利。她能住進長木屋，子女和家人都鬆了一口氣。只是這不是愛麗絲喜歡的地方。她一直覺得不習慣或是難以接受。儘管家人和長木屋的照護員已盡全力，她還是鬱鬱寡歡。

我問她，為什麼她會這麼不開心。她無法指出到底是哪裡有問題。我從社區其他住戶口中得知，愛麗絲最常抱怨的就是：「這裡不是我的家。」對愛麗絲而言，長木屋只是家的複製品，不是真正的家。只有住在真正的家，才會讓人有如魚得水之感。

幾年前，我讀到一篇文章，講述杜魯曼（Harry Truman）的故事。杜魯曼住在華盛頓州奧林匹亞附近聖海倫火山的山腳下。一九八〇年三月，火山開始噴煙，蠢蠢欲動，附近居民都撤離了，但高齡八十三歲的杜魯曼拒絕離開。他年輕時曾參加第一次世界大戰，擔任飛行員，退役後曾在禁酒時代釀造私酒。他已擁有這棟座落於靈湖畔的屋子，長達五十年以上。五年前，他太太死了，留下他一個人、十六隻貓和火山腳下一塊面積廣達十八甲的土地。三年前，因屋頂積雪，他爬上去鏟雪，摔斷了一條腿。醫師說，他一大把年紀還爬這麼高，真是個無可救藥的大傻瓜。

「媽的！」杜魯曼反駁道：「老子已經八十歲了，八十歲的人有權自己作主，想幹什麼就幹什麼。」

由於火山即將爆發，當局下令火山腳一帶的居民都得撤離。但是杜魯曼決定死守家園。火山口的煙冒了兩個多月。當局再次警告火山周圍十幾公里範圍內的居民，要他們趕快離開，杜魯曼依然不肯走。他說，那些科學家既無法提出斬釘截鐵的報告，而且多有矛盾。他擔心有人闖入他家，洗劫財物，住在靈湖畔的另一個居民就遭到這樣的慘事。對杜魯曼來說，他的家就跟他的命一樣。

他說：「如果我的家保不住，我就同歸於盡。反正，萬一這個家沒了，我也活不到一個星期。」他直言無諱，頭戴一頂強鹿農業機具公司的綠色鴨舌帽，手上拿了個高腳杯，裡面是波本酒加可樂——在記者眼中，這人實在很有意思。為了他的人身安全，當地警察考慮過乾脆把他逮捕。繼而想到他年事已高，加上這種手段會引來非議，後來還是作罷。他們對杜魯曼說，如果火山爆發，他們會盡力把他救出來。然而，杜魯曼毫不領情。他跟朋友說：「如果我明天死了，這一生也算了無遺憾。能做的，我都做了。我想做的每一件事，也都完成了。」

一九八〇年五月十八日，上午八點四十分，聖海倫火山果然爆發了，威力相當於五百枚廣島原子彈爆炸。岩漿吞噬了整個靈湖，杜魯曼、他的愛貓和他的家都無法倖免。杜魯曼在災難過後成了偶像——他因不惜一死、堅守家園，受到很多人景仰。岩堡居民甚至在城鎮入口為杜魯曼建了一座紀念碑，至今依然屹立。翌年，有人把這個災難事件改編成電影「聖海倫火山」，由老牌明星卡尼（Art Carney）飾演杜魯曼。

雖然愛麗絲不住在火山腳下，但她似乎和杜魯曼一樣戀家。出售她在綠堡街的房子，住進養老院，等於是要她放棄經營數十年頭的生活。儘管長木屋比較安全，生活也便利得多，但她就是不習慣。雖然她在長木屋過著所謂「獨立自主」的生活，然而還是活在管理員和照護人員的監管之下。照護員會注意她吃什麼，吃太多或吃太少，而護理師也會密切注意她的健康狀況。他們發現她的步履愈來愈不穩，因此要她使用助行器。

愛麗絲住進養老院，雖然她的家人會比較放心，但她不喜歡被人照顧或控制。她年紀漸增，生活上的限制也就愈來愈多。照護員擔心她不吃藥或忘記服藥，於是要求她每日兩次到護理站，讓護理師盯著她吞下藥物。如果她不願這麼做，就不能繼續住在獨立生活的公寓，必須搬到院裡附設的照護中心。於是，吉姆和南恩為她請了個名叫瑪麗的看護，一方面確保她會確實服藥，另一方面也可跟她做伴，好讓她繼續待在公寓。愛麗絲雖然挺喜歡瑪麗，但不喜歡瑪麗一天到晚在她身邊打轉，又沒什麼事做。這樣的安排反而使她更不快樂。

愛麗絲或許覺得，住進養老院像一條不歸路，一旦踏入這個陌生的國度，就再也無法離開了。儘管邊界的守衛很和善，答應她會有個舒適的地方可住，她也會被照顧得很好；但她不喜歡別人來照顧她，只想一個人過。可是守衛已拿走了她的鑰匙和護照。如果是在老家，她就覺得一切都在自己的掌控之下。

世人視死守家園的杜魯曼為英雄。對靈湖畔的杜魯曼來說，長木屋那樣的地方根本就不是家。對維吉尼亞州的愛麗絲而言，未嘗不是如此。

## 老人需要的是照顧，而不只是錢

這個世界是怎麼了？為什麼我們晚年不是必須把所有的控制權交出來，就是只能自生自滅，就像與家園同歸於盡的杜魯曼？為了探究原因，我們必須追溯養老院是如何取代濟貧院的。這個故事正和醫學有關。養老院設立的初衷，並不是希望使虛弱的老人過更好的生活，以免讓他們住在有如人間地獄的濟貧院。我們並非對自己說：「人老了，總有一天會來到生活無法自理的階段，我們得想個辦法。」而是說：「這看來是疾病的問題。我們就讓這些老人住院，請醫師為他們診治。」現代養老院就是這麼形成的，可說是無心插柳的結果。

到了二十世紀中，醫學場域發生劇變。在此之前，如果你得了重病，醫師通常會來到你家，走到你的床邊，為你看診。後來醫院體系興盛了起來——醫院的功能主要是妥善照顧病人，給病人有利復原的環境。如路易士．湯瑪斯即在《最稚齡的科學》一書，如此描述一九三七年的波士頓市立醫院：「住院最大的不同，除了有吃、有住，還有護理師親切、細心和友善的照顧。你能否痊癒，要看你得的病是否本來就會自己好，醫療其實沒有多大的作用。」

自第二次世界大戰以降，醫學世界推陳出新。磺胺類藥物以及盤尼西林等各式各樣的抗生素問世，傳染病可藥到病除。我們也開始有了控制血壓和治療荷爾蒙失調的藥物。心臟手術、人工呼吸器和腎臟移植等了不起的突破，皆成了醫療常規。醫師成為英雄，醫院也由疾病的象徵、讓一般人望而生懼，轉而成為療養與充滿希望之處。

醫院如雨後春筍般林立。一九四六年，美國國會通過希爾—柏頓法案（Hill-Burton Act），政府提供充沛的資金，讓各個社區興建急症護理總醫院、專科醫院、養老院、公共健康中心、復健中心等，是為美國醫療系統改革的里程碑。這項計畫施行二十年後，美國已有九千多家新的醫療設施得到政府經費挹注，而美國民眾自此皆可就近看診。不獨美國，其他工業國家也有這樣的醫療服務。

這樣的轉變可謂使整個醫療世界脫胎換骨。自人類在地球出現以來，如果有任何病痛，只能忍耐，看身體會不會自己痊癒，或是依靠家人或宗教之助。醫療只是另一種可以嘗試的方法，不見得特別有效，與所謂的靈療和家傳祕方無大差別。隨著醫學的力量日益強大，現代醫院也有了不同的意涵。你可以走進那樣的地方，說道：「治好我的病吧。」你住進醫院，也把你的人生一五一十向醫師和護理師交代清楚：你吃什麼、做什麼、從出生至今何時接受過什麼手術。儘管接受檢查和問診的過程有時會讓你不舒服，然而就很多疾病而言，醫療介入往往有令人驚奇的結果。醫院知道如何對付傳染病、切除惡性腫瘤、重建粉碎的骨頭。他們會修補疝氣、心臟瓣膜和造成出血的胃潰瘍。從此，一般人身體有了問題，都會上醫院求助，包括老年人。

同時，我們的議員認為年金制度或許可以終結濟貧院，只是問題仍在。美國於一九三五年開始施行社會安全法案，翌年留在濟貧院的老人數量仍未下降。政府想讓這樣的機構關門大吉，但發現根本做不到。老人會待在濟貧院，並非他們沒錢付房租或買房子，而是體衰、病重、失智或精神崩潰，以致無法照顧自己。除了濟貧院，沒有其他地方可收留他們。年金雖然可讓老人在退休後過著獨立自主的生活，但對於那些有如風中殘燭的老人而言，他們需要的是照顧，而不只是錢。

醫院林立之後，對病弱的老人來說，能住醫院當然比住濟貧院來得好。濟貧院總算一一關閉。在一九五〇年代，社會福利部門負起照顧老弱殘障者的責任，把他們安置在醫院。但醫院無法應付這麼多無人照顧的老人或重病者，只好請求政府援助。一九五四年，議員促使政府資助醫院興建安養機構，以安置需要長期照護的病人。這就是現代養老院的起源。因此，醫院的病床就可空出來，以收治需要治療的病人。

幾十年來，這就是現代社會照顧老人的方式。但我們設計的系統幾乎都是為了解決其他的問題，沒能對症下藥。有位學者就曾論道：「從老人的觀點來看現代養老院的發展，有如從騾子的觀點來看美國西部的開拓。雖然那些騾子就在現場，西部拓荒對那些騾子來說當然是重大事件，只是幾乎沒有人把那些騾子看在眼裡。」

美國養老院的蓬勃發展也純屬意外。美國在一九六五年通過老人醫療保險計畫（即Medicare），自此老人和殘障人士都得以享受醫療援助，然而就醫場所僅限於合乎衛生和安全標準的醫療院所。很多醫院並未符合這樣的標準，尤其是在南方。由於各地區合格醫院不多，議員擔心那些老人和殘障者會成為地區醫院的人球，健康保險局於是想出一個妥協之道：只要醫院「幾近」符合標準，也會不斷改進，就能被當局認可為合格醫院。儘管這個辦法沒有法源，還是解決了醫療人球問題，而且幾乎所有後來被認定合格的醫院，事實上也真的改善了。當局大開方便之門讓養老院趁勢興起，只是大都不符合最基本的聯邦法規，例如沒有駐院護理師，或者院舍設計不當、缺乏消防設備。幾千家養老院聲稱他們已「幾乎」符合標準，就獲准成立。到一九七〇年，養老院呈現爆炸性的成長，總數達一萬三千家，只是常有照護疏失或處置不當的事例。例如在我居住的俄亥俄州，我們的鄰郡瑪麗埃塔，有一家養老院發生火災，很多老人和殘障人士因逃生無門，有三十二人燒死。在巴爾的摩，有一家養老院則爆發沙門氏菌感染，造成三十六人死亡。

後來，有鑑於養老院衛生和安全亟待改善，法規漸趨嚴謹。像瑪麗埃塔那家養老院的慘劇已不再發生。然而直到今天，老人照護的最重要問題還是沒有解決。在這個社會，半數的人最後都會在養老院待個一年以上，但養老院仍然不是我們可以真正安度晚年的所在。

## 養老院竟有如監獄

一九九三年末的某個早晨，愛麗絲一個人待在長木屋的公寓，不慎摔倒。幾個小時後，南恩打電話給她，因她沒接電話，覺得奇怪，就要吉姆去看一下。吉姆發現愛麗絲倒在客廳的沙發旁，意識微弱。愛麗絲被送到醫院後，醫療團隊給她打上點滴，做了一連串的檢驗，也照了X光。幸好，檢查結果愛麗絲沒骨折，頭部也沒受傷。她看起來似乎還好，至於為何摔倒，醫師找不到確切原因，只能猜想可能是年邁體衰的緣故。

愛麗絲回到長木屋，大家都建議她搬到照護中心的樓層。她極力抗拒，說什麼都不肯去。長木屋的人員只好順著她，但必須常去她的公寓查看她是否安好。我岳家也請看護瑪麗待在愛麗絲家的時間長一點。畢竟愛麗絲身邊有人，他們才比較放心。

不久，吉姆接到電話通知，說愛麗絲又摔倒了，但這次摔得很慘。救護車將愛麗絲送到醫院。等吉姆趕到時，愛麗絲已被推進開刀房，準備接受手術。從X光片看來，她的股骨像脆弱的玻璃棒，經這一摔，前端已經斷裂。骨科醫師用兩根長長的鋼釘，固定骨折處。

這次，愛麗絲坐輪椅回到長木屋，日常生活像是上廁所、洗澡、穿衣等，都需要別人幫忙。愛麗絲別無選擇，只能住進照護中心。那裡的人告訴她，如果好好復健，骨折好了，就可以走路，她也可回到公寓去住。只是她再也回不去了。她已離不開輪椅，生活的一切都得聽從照護中心的安排。

愛麗絲不但失去了隱私，生活也完全受制於人。她大半時間都穿著病人服。不論是起床也好，洗澡、穿衣也好，吃飯也好，一切都是依照照護中心規定的時間進行。她和什麼人同住一室，也是照護中心的安排。室友換了好幾個，從來就沒有人問她，她想跟什麼人住。她的室友每一個都有認知障礙，有的很沉默，有的則整晚吵鬧，讓她不能安眠。她覺得自己就像囚犯，因為年老而被關進這麼一座監獄。

社會學家高夫曼（Erving Goffman）在半個世紀前出版的《收容所》一書提到，監獄和養老院有一些類似的地方。除了收容所，軍營、孤兒院、精神病院等也都屬於與世隔絕的「全控機構」（total institution）。高夫曼論道：「在現代社會，每一個人睡覺、遊玩、工作都在不同的地方，有不同的夥伴，監督者也各有不同，這些活動都不是按照一套理性的計畫而行的。」反之，全控機構則打破這些生活區的劃分。他論述如下：

> 首先，日常生活的所有活動都在同一個場所進行，而且監管者完全相同。
>
> 其次，日常活動都得和一大群人一起做，每一個人得到的待遇都一樣，必須一起做同樣的事。
>
> 第三，所有的活動都根據規劃嚴謹的時間表，一個活動做完，接著是下一個活動，這一系列的活動都是由一群管理者正式制定、實施。

**最後，各種活動總合起來是為一項計畫，這樣的計畫乃是為了實現管理者揭櫫的機構宗旨。**

養老院的成立宗旨是提供照護給老人和殘障人士，但所謂的「照護」與愛麗絲心中想的「生活」是兩碼子事。其實有不少老人與她有同感。我曾遇見一位八十九歲、自願住進波士頓養老院的老太太。通常老人會住進養老院是子女要他們去的，這位老太太卻主動表示她要去住。她曾罹患鬱血性心衰竭，又因關節炎而不良於行。她本來一個人住在佛羅里達州德爾瑞海岸的公寓，多次跌倒後發現，自己除了去住養老院，別無選擇。她說：「我在一個星期之內就跌倒了兩次。我跟女兒說，我再也不能一個人住了。」

那養老院是她自己挑的，評等優良，員工親切，也離女兒住的地方不遠。我遇見她時，她已搬進去，住了一個月。她告訴我，她很高興能找到一個安全的地方住。畢竟每一家良好的養老院最重視的就是安全。只是，她過得很不快樂。

問題在於，她對生活的要求不只是安全。她說：「我知道我不能像以前那樣過活，但這裡實在像是醫院，不像一個家。」

這是非常普遍的現實。養老院會特別注意不讓老人得褥瘡和體重減輕——當然對老人的健康來說，這是重要目標；然而這些應該是手段，而非最終目的。這位老太太離開了通風的公寓房子，住進養老院一間小小的房間，什麼都是白色的，活像病房，室友則是個陌生人。她只有一個櫃子能放自己的東西。在這裡的生活，不論上床睡覺、起床、穿衣服、吃飯，都要完全按照院方的時間表。養老院基於安全考量，不讓老人把自己的家具擺放在自己的房間，也不讓他們在晚餐前喝杯雞尾酒。

她還有好多事想做。她說：「我希望發揮自己的長處，幫助別人。」以前，她會設計珠寶，也在圖書館擔任志工。現在，她只能玩賓果或是看ＤＶＤ，都是被動的團體娛樂活動。她告訴我，她最捨不得的，包括以前的朋友、過去那享有隱私的生活，以及，活得有目的。儘管養老院在安全和照護方面已有長足進步，但是，似乎一旦我們失去身體的獨立，就等於失去自由，人生的價值也沒了。

然而，很多老人不願屈服，他們抗拒過這樣的生活。每一家養老院和老人公寓都有重重規定，可是老人對人生諸事的輕重緩急和價值觀，也都有自己的堅持。有些人變得很消極、不合作，拒絕按照養老院的時間表行事、或不肯吃藥，像愛麗絲就是。我們會以「不屈不撓」來形容這樣的人。老人倒是挺喜歡這個形容詞的。如果不是在養老院，總說某人「不屈不撓」常是表示讚賞。像杜魯曼這樣態度堅決、勇於為自己喉舌的人，總能博得我們好感。養老院的工作人員並非不欣賞「鬥士」型的住民，也贊成他們展現出「尊嚴和自尊」，但是這樣的特質若是與院方的規定發生衝突，「不屈不撓」就變成「難搞」了。

只要和照護員談一下，你就知道在養老院每天都有一籮筐爭吵事件。例如，有位老太太每五分鐘就會按鈴，說她要上廁所。因此，照護員給她一張時間表，說每兩個小時，他們會過來扶她去上廁所。畢竟，他們還有很多老人要照顧，必須排班。但是老太太上廁所哪能照著時間表，照護員才陪她上廁所回來，十分鐘後她就尿在床上，他們只好給她包尿布。還有一位老先生不肯用助行器，常常沒告知任何人，就一個人溜出房間散步。另一位老人則在房間藏了香菸和酒。

說到吃飯，那簡直是養老院的百年戰爭。有位老太太罹患巴金森症，病情嚴重，只能吃軟的或泥狀食物，但她居然從其他老人那裡偷食物來吃，有的食物很硬，可能會讓她噎到。另一位得了阿茲海默症的老先生會違反規定，把點心藏在房間。還有一位得了糖尿病的老人則偷吃餅乾、布丁，致使血糖飆高。老人或許會想，不過是吃一塊餅乾而已，怎麼搞得好像他要鬧革命似的。

有些養老院很可怕，會強迫老人坐在老人椅上，限制他們的行動，或是用精神藥物使老人昏睡或變得呆滯。如果是在比較好的養老院，照護員也許會用笑話來化解衝突，或是和善的搖搖手指，然後把藏在房間的布朗尼拿走。幾乎沒有任何一家養老院的照護員會坐下來，好好跟你談，設法從你的觀點來看你過的生活，更別提幫你營造一個家，讓你好好過日子。

生在現代社會，我們生命最後一個階段大抵如是，然而只要我們還沒到一定歲數，都不願去想這件事。為了讓醫院病床空下來，救治需要治療的病人，或是減輕家庭照顧長輩的負擔，養老機構應運而生。但我們未曾從老人的觀點來看，因此不知道他們最想要的是什麼；也不知當我們衰老、病痛纏身、凡事都得依賴他人之時，要如何才會覺得人生是值得活的。

## 面對死亡

有一天，吉姆去看愛麗絲。她在兒子耳邊說了句悄悄話。那時是一九九四年冬天，她已在長木屋住了兩年，幾個星期前，她股骨摔斷，出院後隨即住進長木屋的照護中心。吉姆推著坐輪椅的愛麗絲到處繞繞。他們發現大廳有個地方挺舒服的，就在那裡坐了一會兒。吉姆和愛麗絲都不是多話的人，只是靜靜坐著，看人來人往，就很滿足了。坐在輪椅的愛麗絲傾身，在吉姆的耳邊說了一句：

「我準備好了。」

他看著愛麗絲，愛麗絲也看著他。接著，他恍然大悟：愛麗絲的意思是，她已準備好面對死亡。

「媽，我知道了，」吉姆說。

他很悲傷，不知道該怎麼辦。不久，他陪母親去照護中心簽署拒絕臨終急救的同意書，表明如果她心臟停止跳動或呼吸停止，請醫護人員勿施予插管、電擊、心肺復甦術等維生醫療，讓她平靜離去。

過了幾個月，每天她都活在折磨中，等待死亡降臨。四月的一晚，她肚子很痛，跟護理師提了一下，然後決定什麼都不再說。後來，她吐血了，既沒有按求助鈴，也沒跟室友說。她只是靜靜躺在床上。第二天早晨，照護員來叫這一層樓的老人起床，發現她已悄然離世。

# 第四章 老人家的生活願景

這個養老院的替代品，要盡可能讓老人過著有自主權的生活，而非讓照護者控制他們。

你會想，世人應該會反抗。你認為，我們該把養老院燒掉。但是我們沒有，畢竟在我們年老體衰、百病纏身之時，真的需要幫忙。我們無法想像還能怎麼辦。

一般來說，老人都需要照顧，如不住養老院，家人就得負起照顧責任。你能不住養老院的機率，視你的子女數目而定。儘管這方面的研究不多，但是如果你至少有個女兒，似乎比較不必擔心乏人照顧。然而，我們活得愈久，對子女家庭的依賴也就愈深（通常子女及其配偶也都有工作），結果每個人都活得很痛苦。

陸・山德斯是個八十八歲的老人。面對未來，他和女兒雪莉都不知如何是好。先前，他一個人還能過得好好的。他生活簡單，只有些小小的嗜好，也樂於有親友陪伴。老陸的父親是說俄語的猶太人，從烏克蘭移民至美國。老陸在波士頓工人階級群聚的鐸爾維斯特長大。二戰期間，他曾加入空軍，前往南太平洋地區作戰。退伍之後娶妻生子，在波士頓市郊的工業城羅倫斯落腳。他和太太露絲育有一子一女。老陸跟他姊夫一起開電器行，後來在一處不錯的住宅區，買下一戶有三個臥室的公寓房子，也供子女上了大學。他和露絲一起歷經了人生的風風雨雨。比如說，兒子有毒癮、酗酒，還欠了一屁股債，後來才知道他得了躁鬱症。這兒子在四十幾歲的時候自殺身亡。老陸的電器行原本生意興隆，後來因為無法與大型連鎖店競爭，關門大吉。五十歲的老陸只得重新找工作。儘管年紀不輕，缺乏經驗，也沒有大學學歷，他還是在生產國防器械的電神公司找到電子技師的工作，就這麼一直做到六十七歲。他本來六十五歲就可退休，為了多領一些退休金，多做了兩年。

這時，露絲生病了。畢生菸不離手的她得了肺癌，經過治療後，活了下來，但菸還繼續抽。（這點讓老陸大惑不解。）老陸退休三年後，露絲中風了，後來一直未能完全恢復。她對老陸的依賴日深，不管要去哪裡、買東西、整理家務等，樣樣都得靠老陸。後來，她的手臂內側出現腫塊，切片檢查證實是癌症轉移。她在一九九四年十月過世，享年七十三歲。當時，老陸七十六歲。

雪莉很擔心老爸。不知媽媽死了，他是否能一個人過日子。其實，老陸照顧生病的老妻露絲已有一段時間，不得不變得堅強。失去老伴之後，他漸漸發現一個人過也挺好的。接下來的十年，他過得自在、滿足。他的生活簡單規律：習慣早起，接著準備早餐、看報，然後出去散步、到超市買東西、回家做午餐。下午，他會去鎮上的圖書館。那裡很漂亮，光線充足，又安靜。他通常會待個兩、三小時，翻閱他最喜歡看的報章雜誌，或是沉醉在推理小說的世界。回家之後，他則讀從圖書館借回來的書、看電影或聽音樂。一個星期有兩晚，他會和住同棟公寓的鄰居一起玩紙牌。

雪莉說：「我爸很喜歡交朋友。他可以跟任何人成為朋友。」

老陸是當地錄影帶店的常客，他和店裡的伊朗店員成了朋友。那個店員才二十幾歲，名叫巴布。巴布會搬張高腳凳到櫃臺邊給老陸坐。老陸這個老猶太和這個來自伊朗的小夥子一聊就是幾小時。兩人就此成為忘年之交，甚至曾結伴去拉斯維加斯玩。老陸喜歡去賭場，在旅途中結識了不少朋友，三教九流都有。

二〇〇三年，八十五歲的老陸得了心肌梗塞。他很幸運，被救護車火速送到醫院後，醫師及時在他的冠狀動脈置入支架。他在康復中心待了半個月，順利恢復了，像是什麼事都沒發生似的。三年後，他第一次摔倒。從這一摔開始，麻煩接二連三而來。雪莉發現爸爸的手會抖，神經科醫師診斷是巴金森症。儘管藥物能控制症狀，但他也開始出現記憶退化的問題。雪莉發覺他講述事情講到一半時，會忘了自己講到哪裡。還有一些時候，他似乎會突然不知道自己在講什麼。儘管對一位八十八歲的老人而言，他的情況似乎還不錯。他還能開車，打牌也很厲害，仍有生活自理能力，也能自己管錢。

沒多久後，老陸又摔了一次。這次他嚇壞了。老陸突然覺得他的生活變了很多，讓他無法應付。他告訴雪莉，他很擔心，如果下次摔倒撞到頭，就會死掉。他說，他真正害怕的不是死亡，而是一個人孤零零的死去，身邊連一個人都沒有。

雪莉問他，想去養老院看看嗎？他完全不考慮。他有一些朋友就住在那種地方。老陸說：「那裡住著一大堆老人。」他才不想過那種生活。他要雪莉答應他，絕不送他到養老院。

然而，因為老陸已失去生活自理能力。他除了雪莉家，還能住在哪裡？因此，雪莉就把老父接過去住。

我問雪莉和她先生湯姆，對於和雪莉父親同住，他們有何看法。兩人都表示，這是很好的安排。雪莉說：「我不放心讓他一個人住。」湯姆也同意。畢竟，老陸曾經心肌梗塞，而且就要九十歲了。他們都覺得這是起碼該盡的責任。然而，他們承認自己不免想過：這種日子他們要過多久？

## 一根蠟燭兩頭燒

湯姆和雪莉住在波士頓市郊的北瑞丁。他們的房子是簡樸的殖民地時期式樣，表面上似乎過得不錯，其實已出現危機。雪莉在一家公司擔任主管助理，而湯姆遭裁員後，有一年半找不到工作，後來才在某家旅行社覓得一職，但收入銳減。他們有兩個十幾歲的孩子，實在沒有多餘的房間。於是雪莉和湯姆把客廳改成房間，放了一張床、一張休閒椅、一部液晶電視，也把老陸的衣櫃搬進去。老陸還有一些家具，不是賣掉，就是堆放在儲藏室。

同在一個屋簷下生活，需要調適。不久後，每個人都知道了為何不同世代的一家人寧可分開住。老陸和女兒、女婿交換角色，成了被照顧的人，然而老陸對於自己不是一家之主，很不滿意。他也發現雖然與兒孫同住，卻比以前要寂寞。白天，往往只有他一個人在家，而且附近沒有圖書館、錄影帶出租店，也沒有超市可讓他蹓躂蹓躂。

雪莉設法帶老陸去一家日間托老中心。她曾帶他去那裡吃早餐，但他一點都不喜歡那個地方。後來，雪莉發現托老中心有時會帶老人去夙負盛名的快活賭場玩，離波士頓大約有兩小時車程。儘管快活賭場不是老陸最喜歡的賭場，還是同意去了。雪莉滿心雀躍，希望老父親能在賭場之行交到朋友。

雪莉跟我說：「我覺得像是送小孩出遊。我還記得送他上巴士之後，我向大家打招呼說：『大家好，這是我爸爸。今天是他第一次和你們出遊，希望各位多多照顧，跟他成為朋友。』」然而，老陸或許正討厭被當作小孩看待。老陸回來後，雪莉問他是否交到了新朋友。老陸說，沒有，他都一個人賭博。

然而，老陸還是慢慢找到調適的辦法。雪莉和湯姆養了隻名喚「北京」的沙皮狗。老陸和這隻狗變得形影不離。晚上，「北京」就睡在他床上。他看書或看電視時，狗兒就趴在旁邊陪他。老陸會帶「北京」出去遛遛。有時狗兒占了他的躺椅，他就到廚房搬一張椅子過來，不會把牠趕走。

老陸也跟「人」交上了朋友。郵差每天上門送信的時候，老陸都會跟他打招呼，漸漸也就熟了。這郵差也喜歡玩紙牌，每個星期一中午休息時間，就來老陸這兒打牌。雪莉也雇了個名叫大衛的年輕人來陪老陸。要促成這「忘年之交」想來並不容易，沒想到這一老一少挺合得來。老陸也跟大衛打牌。於是，大衛一個星期有兩個下午會來雪莉家，陪老陸消遣。

老陸終於習慣在雪莉家的生活，想像餘生大概就像這樣。然而雪莉卻覺得負擔愈來愈重。她不但要上班，打理家務，照顧兩個正在讀中學的孩子，還得操心身體極度虛弱的老父親。老陸經常跌倒，不管是在自己房間或浴室都摔過，甚至在廚房餐檯邊坐得好好的，一站起來就摔倒了。一年裡，他已四度被救護車送到急診室。醫師想，這或許是巴金森症藥物的副作用，就把這種藥停了，但老陸只是顫抖得更加厲害，走起路來，步伐也更不穩。醫師後來發現這是姿勢性低血壓造成的。老人因姿勢改變，如從坐著站起來，自律神經來不及反應，致使腦部血液流量不足，就會頭暈目眩，甚至跌倒。醫師只能告訴雪莉，照顧老陸的時候要多小心。

雪莉還發現，老陸常會做惡夢。他常夢到戰爭。雖然他當年在戰場上，未曾與敵人面對面搏鬥，但夢中的敵人會拿一把刀刺他，或是把他的手臂砍下來。這樣的夢境鮮活、駭人。他會揮舞手腳，大聲吼叫，一邊猛擊旁邊的牆。在其他房間睡覺的家人，都會被他吵醒，聽到他大喊：「不要！」「你是什麼意思？」「你這混蛋！」

雪莉說：「他以前不會這樣。現在，他常常在半夜把全家人吵醒。」

雪莉覺得愈來愈累。老陸已經九十歲了，平衡感不好，加上手腳的協調性差，已經無法自己洗澡。雪莉在老人服務計畫一位顧問的建議下，在浴室安裝扶手、低矮的馬桶和洗澡椅。但這樣還不夠，因此她打算請居家照護員來幫老陸洗澡，也協助其他照顧工作。但老陸不喜歡在白天洗澡，居家照護員又只能在白天來，每天幫老父洗澡這個差事最後還是落在她頭上。

此外，老陸常尿濕褲子，雪莉得幫他換上乾淨衣褲。老陸有前列腺的問題，雖然泌尿科醫師已開藥給他服用，他還是會滴尿，而且常常來不及走到廁所，就尿出來了。雪莉希望他穿失禁防漏內褲，但他不肯，抗議說：「我不要包尿布。」

老陸給女兒的負擔有大也有小。比如，他不喜歡吃雪莉為全家人準備的食物。他並不抱怨，只是拒吃，雪莉只好特別為他煮他愛吃的東西。

老陸重聽，房裡的電視聲總是轟天價響。他們會幫老陸把房門關上，可是老陸不願意——這樣狗兒要怎麼進出？幸好雪莉知道怎麼應付。她買了一副無線電視耳機給他戴。儘管老陸百般不願，雪莉還是讓他戴上了。雪莉說：「這真是救命耳機。」只是我不知道，救的是她的命，還是她老爸的命。

在這個醫學昌明的年代，照顧失能老人不但相當倚重醫療科技，還需要無微不至的照顧。老陸要吃的藥有一大堆，必須注意他服藥的情況，幫他分類；在藥快吃完之前，就得去醫院或藥局拿藥。他幾乎每個星期都得回診或定期做檢查，包括血液檢驗、造影檢查，以及去各個專科醫師那裡報到。老陸隨身配戴的預防跌倒警報器，每個月也都得測試一次。這些任務幾乎都由雪莉一手包辦。

今日照顧病人的擔子，比一百年前要重很多。雪莉可說是她老爸全天候的服務員、兼司機、祕書、醫療事務處理專員，此外還要當她老爸的廚師、女僕、隨員，更別提她還要賺錢養家。只要照護員臨時有事不能來，或是門診時刻更改，都會影響她的工作。長久下來，她當然心力交瘁。例如，有一次，雪莉和家人一起出遊，外宿一晚，請了一個人來家裡照顧爸爸。結果，老陸因為有狀況，讓她和家人敗興而歸。還有一次，她和先生帶著孩子去加勒比海度假，才去三天，因為老陸需要她，這一家子只好提早回來。

雪莉覺得自己已瀕臨瘋狂。她想當個好女兒，希望父親不要出任何意外，也希望他過得快樂。但她也希望能過自己可控制的生活。一晚，雪莉問她先生，是不是該找個地方把爸爸送走？話才出口，她就覺得羞愧無比，因為她答應過老爸，絕不會把他送到養老院。

湯姆幫不上什麼忙，只是說：「你可以撐下去的。」然而，他也提出一個問題：「不知道這樣的日子還要過多久？」

事實上，前面還有一大段苦日子得熬。三年後，湯姆回顧這時的情景，坦白對我說：「那時，我太遲鈍了，沒能體會她的感受。」的確，雪莉已經快崩潰了。

雪莉有個表哥在經營老人照護機構。他幫雪莉找了一位護理師來評估老陸的情況，並和他談談，這樣雪莉就不必當壞人。護理師跟老陸說，他的需求愈來愈多，已不是家人能力所及。再說，他要是去住照護機構，有不少同伴，就不會覺得寂寞。

老陸以懇求的眼光看著雪莉，雪莉知道他在想什麼。難道她不能放棄工作，在家好好照顧他？這個問題像匕首，刺進她的胸口。雪莉淚如泉湧，告訴他，他需要的照顧，不管就情感層面或家中經濟狀況來看，都已超過她的負荷。老陸總算勉強答應和她一起去找家養老院。

看起來，任何一位老年人一旦衰弱到生活無法自理，似乎就此與快樂絕緣。

## 老人「樂活園區」計畫

他們參觀的地方不是養老院，而是輔助生活住宅（assisted living facility），俗稱老人公寓。現今的輔助生活住宅像是中途站，老人的生活型式介於獨立生活和住在養老院之間。然而最早提出「輔助生活」概念的凱倫．威爾森（Keren Brown Wilson），她在一九八〇年代開始在奧勒岡州為老人建造住宅時，心中所想的並不是中途站，而是可取代養老院的終老之處。她相信她可以創造出一種住所，就算是老陸這種身體活動受限的人住進去，也可享受充分的自由和自主權。她認為，儘管年邁體衰，也不一定要過得像囚犯一樣，處處受到管制。她的願景是設法讓更好的生活可以企及。

其實，老人及家屬何嘗不想這樣。因為不論是必須依賴別人的被照顧者，或提供照顧的人，無不備嘗艱辛。老陸和雪莉正是一例。

凱倫．威爾森的父親是西維吉尼亞礦工，母親是洗衣婦，兩人都沒完成中學教育，凱倫則很愛讀書。她還在念小學時父親就死了。凱倫十九歲那年，母親潔西中風，病情嚴重。潔西才五十五歲，中風後半身不遂，既無法走路，也不能站，連手臂都舉不起來。她臉部下垂，口齒不清。雖然智力和感知能力不受影響，但無法自己洗澡，不能煮飯，就連上廁所、洗衣服都有問題，更別提出去工作。她需要幫助，但凱倫只是個大學生，沒有收入，和室友住在一間狹小的公寓，不能照顧母親。家裡雖然還有弟弟妹妹，但他們幾乎不能做什麼事。看來，他們只能把母親送到養老院。凱倫在就讀的大學附近找到一家，環境看起來很安全，也很溫馨舒適。然而潔西住進去後，就不斷央求女兒：「帶我回家。」

爾後她一再說：「帶我離開這個地方。」

凱倫自此對老人照護政策，很感興趣。大學畢業後，她在華盛頓州的老人服務處工作。接下來的幾年，潔西也換了好幾家養老院，主要是為了離兒女近一點，但她一點也不喜歡這樣的機構。後來，凱倫結婚了，她先生是社會學者，鼓勵她繼續進修。於是，凱倫至奧勒岡波特蘭州立大學老人學研究所攻讀博士學位。她跟母親說，她想研究老化這門學問，母親問她：「為什麼你不想點實際的辦法，來幫助像我這樣的人？」這個問題改變了她的一生。

凱倫後來寫道：「我母親的願景其實很簡單。」

她只是要一間小小的公寓，有個小廚房和浴室。她可以在公寓裡擺放她喜歡的東西（如未完成的作品、維克斯薄荷膏、咖啡壺和菸），也可以養貓。至於她自己真的辦不到的事，再請人幫忙。這公寓就是她的家，她可以把門鎖上，可以放自己的家具，也可以按自己需求調整空調。沒有人會管她幾點起床、關掉她最愛看的肥皂劇，或破壞她的衣服。也沒有人會以安全為由，把她收藏的過期雜誌以及從二手商店買來的東西丟掉。她可以擁有隱私，沒有人會叫她換掉睡衣、吃藥或要她做些她不喜歡的事。如此，她又可以成為自己，在自己的公寓過日子，而不是躺在床上的病人。

凱倫聽到母親的心聲時，不知道要怎麼做才好。她母親的要求似乎很合理，但礙於養老院的規定，是不可能辦到的。凱倫知道，養老院的人員已盡心盡力照顧她母親，該做的都做了，因此不能怪他們。至於她自己，雖有心卻無力，使她心生愧疚。上研究所之後，母親的問題仍不時在她心頭盤旋。她研究愈深，愈相信養老院不會接受她母親希望的那些做法。以養老院這樣的機構而言，住在裡面的老人，生活的一切都受到控制。這樣的設計是為了老人的健康和安全著想，因此沒有可能改變。凱倫決定將她的構想形諸於文。這個養老院的替代品，要盡可能讓老人過著有自主權的生活，而非讓照護者控制他們。

在凱倫的心目中，最重要的關鍵字就是「家」。在自己家裡，你可以依照自己排定的優先順序行事。在自己的家，時間怎麼分配、空間如何處理、東西如何擺放，做決定的人是你。不是在自己的家，那就什麼都作不了主。失去了自由掌控生活的權利，正是像老陸和凱倫的母親潔西這類人最害怕的。

凱倫和她先生在家裡的餐桌上，規劃一種新型式的老人住宅，也就是她母親渴望的居處。接著，他們著手請人建造，看這樣的安排是否可行。他們與建築商和退休社群連繫。沒有人對這樣的案子有興趣。每個人都認為這點子不實際，而且荒謬。凱倫和她先生只好自己承攬工程。

但這對夫妻都是學者，從來沒接觸過這類事情。但是他們一步一步學，找一位建築師來做細部規劃。他們拜訪一家又一家的銀行，洽談貸款事宜。由於銀行拒絕貸款，他們找了一位金主幫忙，然而金主的條件是要他們把大部分房屋產權都交出來給他，萬一這個案子失敗，責任則全部由他們承擔。他們簽了約。由於他們以老人公寓為名申請建照，但計畫書中載明失能老人也可入住，奧勒岡州政府遲遲不肯發照。為了和州政府各單位周旋，凱倫甚至在一處又一處辦公室外面搭帳篷，住了好幾個晚上，最後終於取得特許。凱倫和她先生有如奇蹟般克服了所有的難關。一九八三年，他們在波特蘭興建的老人輔助生活中心終於落成，名為「樂活園區」。

樂活園區計畫之初，就沒打算只蓋個幾戶當成學術上的實驗之作，他們一出手就很大氣，共有一百一十二個單位，而且甫推出幾乎立即額滿。這種老人公寓的概念不但大膽，而且吸引人。雖然有些老人嚴重失能，但沒有人稱呼他們病人。他們都是單純的房客，承租私人使用的公寓，公寓裡有完備的衛浴設施和廚房，可把大門鎖上（這點特別讓人難以想像）。他們可以在公寓裡養寵物、選擇自己喜歡的地毯和家具。他們可自行調整空調溫度，做自己喜歡吃的餐點，決定何時願意接待哪些訪客。凱倫再三強調，他們跟所有住在自己公寓的人沒兩樣。

但是，如果這些老人失能情況愈來愈嚴重，園區也提供生活基本需求，如三餐、個人照顧和藥物，就像我祖父在印度老家隨時都可得到家人的協助一樣。園區二十四小時有護理師值班，每戶公寓都裝設了按鈕，老人如需緊急援助，隨時都可按鈴。在此生活的老人有同伴，能與外面的世界保持連繫，繼續做自己覺得最重要的活動，因此能有像樣的生活品質。

樂活園區大多數的服務其實和養老院相同，但是照護員踏進老人住的地方，會意識到自己進入別人的家，因此兩者的權力關係大有不同。住在老人公寓的人，能掌控自己的時間表和生活基本規則，決定自己要承擔哪些風險。如果他們晚上不喜歡睡覺，白天才睡，過著日夜顛倒的生活，那是他們自己的決定；他們也可自己作主看是否讓朋友留宿。要是他們覺得吃某種藥物會昏昏沉沉而不吃，那也是他們自己的選擇。有些老人有吞嚥問題，沒有牙齒，或是醫師說他們只能吃泥狀食物，但他們就是想吃披薩和巧克力，也不會有人阻攔。若是他們心智嚴重退化，無法做出理性決定，家人（或是其指定者）則可和園區的管理人員溝通，看要做哪些選擇以及願意接受哪些風險。凱倫的概念藉由輔助生活中心，充分表達了出來，那就是：沒有任何人會感覺自己活在制度化的管理之中。

然而，這種概念立即引來不少抨擊。不少多年來提倡老人安全的人士認為，這種居住環境太危險了。如果老人把門鎖上，出了事，要怎麼辦？讓殘障和記憶嚴重退化的老人在自己的公寓打開爐火、切菜，安全嗎？萬一他們關起門來酗酒呢？誰能保證他們養的寵物不會危及主人的安全？地毯要如何時常消毒、清潔，以免有尿味或滋生細菌？如果老人的身體狀況有了變化，園區人員如何得知？

這些都是好問題。如果有人把公寓搞得又髒又亂、抽菸，或是有糖尿病又吃一堆糖果，被緊急送醫，到底是園區疏忽造成的，還是追求自由的結果？這很難界定，凱倫也無法給我們簡單的答案。她要求自己和園區人員盡可能想辦法，確保每一位老人住得安全。同時，她的理念在於給老人一個家，讓他們擁有生活的自主權和隱私，包括有權拒絕以安全或管理方便為由，所設定的種種限制。

奧勒岡州政府密切注意凱倫的實驗。她後來在波特蘭設立第二園區，有一百四十二個單位，州政府要求保留部分額度，收容靠政府補助的貧窮老人。州政府並且要求凱倫和她先生記錄入住老人的健康、認知功能、身體功能，以及對生活的滿意度。一九八八年，結果公諸於世：儘管入住老人享有更多的自由，但並沒有損及健康。他們對生活的滿意度增加了，與此同時又維持住健康。事實上，他們的身體與認知功能反而有了改善。罹患嚴重憂鬱症的人也減少了。仰賴政府補助的老人，住在這裡所花的費用要比住養老院少百分之二十。事實證明，凱倫的計畫極為成功。

## 馬斯洛〈人類動機的理論〉

凱倫的研究核心是想解決一個看似簡單的謎題：如果我們已經衰老，生活無法自理，必須靠別人來照顧自己，這樣的人生如何讓我們覺得值得活下去？

一九四三年，心理學家馬斯洛（A. H. Maslow）發表了一篇影響深遠的論文，題為〈人類動機的理論〉，描述人類的需求有如金字塔，分成數個層次。最底下的是基本需求，亦即生存的需求（如食物、水、空氣），往上一層是安全的需求（如法律、秩序、穩定），再往上是愛與歸屬感的需求，再上去則是成長的需求，希望駕馭知識與技能，達成個人成長，自己的成就能受到認可並獲得獎勵。最上層則是「自我實現」，即透過道德理想的追求或創造，來獲得高峰經驗。

馬斯洛論道，安全和生存是生命最主要、也最基本的目標，特別是我們的選擇和能力受到限制時。這也就是為何有關養老院的公共政策，特別重視老人的健康和安全。政策制定者認為每一個人最重視的正是這點。

然而，事實並沒有這麼簡單。我們往往為了家庭、國家或正義，願意犧牲一己的安全和生存。這種表現與年齡無關。

此外，人生動機並不是恆定的，過了一段時間之後，常有很大的轉變。這和馬斯洛的經典理論不盡相合。例如，如馬斯洛所言，年輕人會追求成長和自我實現。成長意謂向外開展，尋求新經驗、擴大社會接觸面，在世界留下自己的印記。然而，中年以後，人生目標會明顯改變。大多數的人不再使出全副的時間和氣力，去追求功名或經營社交網絡，他們逐漸縮小自己的生活圈。如果能有選擇，年輕人比較希望結交新朋友，不會花很多時間在家人或手足身上。老年人則剛好相反。研究顯示，人若是上了年紀，與外界的互動會變少，比較喜歡和家人和老朋友在一起。他們會專注於當下的狀態，而非一直想著下一步要做什麼；他們以現在為著眼點，不再經常想到未來。

了解這種轉變，才能了解老年。目前已有各種理論試圖解釋為何會有這種轉變。有人認為，這反映從長久的生活經驗得到的智慧。有人則認為，這是老人大腦組織的認知發生變化的結果。還有一些人論道，老人行為的改變是不得已的，並不代表這是他們內心真正想要的。步入老年之後，生活圈會日益縮小，是因為身體與認知功能受限，使老人變得不像年輕時那麼積極進取。亦或單純只是因為年紀大了，這個世界不再給他們機會；老人無力反抗，只能學習調適。說來悲哀，或許，他們已經放棄。

## 卡騰森的「社會情緒選擇理論」

有關這方面的研究，近幾十年來研究成果最可觀的，莫過於史丹佛大學心理學家卡騰森（Laura Carstensen），她做了很多開創性的重要研究。例如，她帶領的研究團隊在一項影響深遠的研究中，追蹤將近兩百人的情感經驗，歷時多年。受試者來自各種背景和不同的年齡層（剛參與這項研究時，最年輕的十八歲，最年長的九十四歲）。他們一天二十四小時配戴著呼叫器，為期一星期。在此期間，研究人員會不定時呼叫三十五次，每次都請他們從一張列出各種情緒的選單中，挑選出最符合當時感覺者。之後，這樣的調查每五年進行一次。

如果馬斯洛的需求金字塔理論是對的，年老之後，人生目標的減縮將無法使人有自我實現之感，因此會讓人變得不快樂。但卡騰森的研究結果發現恰恰相反。老人非但沒有變得不快樂，反而擁有較多的正向情緒，比較不會陷入焦慮、憂鬱或憤怒。當然，他們會經歷挫折的考驗，也有難過的時候，但那時負面感受仍然與正向情緒交織。大抵而言，卡騰森發現在這個人生階段，儘管生活圈變小，但比較能得到情感上的滿足，感覺人生趨於風平浪靜。

然而，這樣的結果產生了進一步的問題。如果年老更能體會人生的快樂、重視與人的關係，不再為了成功汲汲營營，如果我們認為這樣的生活比較令人滿足，為什麼年輕的時候不採取這樣的心態，等到垂垂老矣才知與世無爭之樂？很多人都認為，這樣的體會需要長久的時間。生活就像是一種技能。老年的寧靜與智慧是畢生的經驗換來的。

卡騰森則傾向另一種解釋。如果需求與欲望的改變和年紀無關呢？或許這和看事情的角度有關：你覺得自己在這個世界上的時間是有限的。科學界認為這樣的解釋有點奇怪，但卡騰森有自己的一套想法，認為個人觀點非常重要——只要你曾有瀕臨死亡的經驗，就會以全新的觀點來看人生。

她就有過這樣的經驗。那年是一九七四年，她才二十一歲，不久前剛生下寶寶，然而婚姻已經破裂，正在辦理離婚。她只有高中學歷，截至當時為止，看起來似乎不可能成為卓越的科學研究人員。然而有一晚，她請父母幫她帶孩子，因為她要和朋友去參加「熱鮪魚樂團」的現場演唱會。一夜狂歡結束後，她和友人擠進一輛福斯廂型車，車子上了高速公路，開到紐約羅徹斯特附近，酒醉的駕駛開車衝上路堤，車子翻滾下去。

卡騰森差點沒命。她頭部受了重傷、內出血，且有多處粉碎性骨折，在醫院躺了好幾個月。她告訴我：「我就像卡通裡畫的病人，躺在病床上，一隻腳吊起來。住院的頭三個星期左右，我想了很多事情。那時，我病情嚴重，不時失去意識。

「等我好了一點，我才知道自己差點沒命。從此，我看事情的角度有很大的不同，特別珍視我身邊的人。那年我二十一歲，以前想的事情不外乎這些：接下來，我要做什麼？我到底能不能成功？我要如何找到完全的靈魂伴侶？我想，這些是一般二十一歲的人經常想的問題。

「我好像突然在人生軌道上停了下來。當我想著那些本來認為重要的事，才發現，現在我的看法已經截然不同了。」

那時，她還不知道她看世事的新角度和老人相像。她住的那間病房，除了她，還有四位病人，都是年長婦女，皆因為髖骨骨折，腳被吊起來。卡騰森發現自己和她們同病相憐。

她說：「我躺在那裡，旁邊都是老人，我漸漸認識她們，也看到發生在她們身上的事。」她發現醫護人員對她和對那些老婦的態度天差地遠。「醫師和治療師一天到晚輪流進來照顧我，幫我復健，但是對躺在隔壁病床的莎蒂，只在經過的時候打個招呼，說聲：『親愛的，要繼續加油喔！』」他們傳達的訊息很清楚：這位小姐還年輕，她的人生還有各種可能。老太太已經走到人生盡頭，只能自求多福囉。

「這樣的經驗促使我去研究老化，」卡騰森說道。但是她在住院之時，並不知道自己將走上研究之路。「那時，我萬萬想不到，有一天我會成為史丹佛大學教授。」由於她只能躺在病床上，非常無聊，她父親就去當地一所大學幫她註冊了一門課，並替她去學校上課，將課程錄音下來讓她聽。因此，她第一學期的課是在骨科病房完成的。

這門課就是心理學概論。她發現教科書裡述說的現象，都可在她現在的生活看到。打從一開始，她就知道專家說的哪些是對的，哪些則是錯的。

十五年後，她成了學者，她在經驗的導引下提出這樣的假設：我們如何利用時間，取決於我們覺得自己還有多少時間。在你年輕、健康的時候，你認為人生的路還長得看不到盡頭，你一點也不擔心自己會失去能力。有人會告訴你這樣的話：「這個世界完全在你的掌握之中。」或是「只有天空是你的極限。」為了更光明的未來，你願意投資多年時間，以培養自己的技能並尋求資源。你躍入知識和資訊的洪流。你寧可擴展人際網絡，也不想和媽媽出門逛街。如果你的人生還有很多個十年，你最渴望獲得的，莫過於成就感與創造力的發揮，即馬斯洛金字塔頂端的「自我實現」。然而，如果人生的地平線變近了，你發覺你在世上的日子不多了，而且充滿變數，你就會專注在現今，比較重視日常生活的小確幸和身邊的人。

卡騰森的假設名為「社會情緒選擇理論」(socioemotional selectivity theory),亦即個人對人生的期待,與觀看人生的角度有關。她以一系列的實驗來驗證這個理論。例如她在一項實驗中,研究一群年齡介於二十三歲到六十六歲的男性,有些很健康,有些則是愛滋病末期。研究人員發給每個受試者一疊紙牌,紙牌上描述他們可能認識的各種人,包括與他們親近的家人、久仰大名的書籍作者等。研究人員問道,如果能和這樣的人相處半小時,他們的意願為何,並要求他們依照意願的強度來排列。結果,受試者愈年輕,愈不會珍視與親人、好友相處的時間,比較重視的是新朋友或有可能提供資訊的人。然而,就病重的那一群人而言,不管年輕、年長,喜好大抵相同。

卡騰森想要知道她的理論是否有漏洞,因此設計了另一項實驗:研究人員以一群身體健康的人為受試者,年齡從八歲到九十三歲。詢及他們和某一個人相處三十分鐘的意願,年齡差別對他們的喜好明顯有影響。但研究人員請他們想像,他們即將搬到一個遙遠的地方,結果年齡差別對喜好變得毫無影響,亦即年輕人做出和老人相同的選擇。接著,研究人員要他們想像,因醫學突破,每個人都可多活二十歲,他們的喜好一樣不受年齡影響——只是這次老人做出和年輕人一樣的選擇。

文化差異也不重要。卡騰森針對香港居民所做的研究,發現結果與美國人相同,關鍵仍在以什麼樣的角度來看事情。

卡騰森帶領的研究團隊完成香港研究之後的一年，香港即將回歸中國，不再是英國殖民地。關於未來和中國的統治，香港人非常焦慮。研究人員因此重回香港，再做一次研究。他們發現，香港人的社交網絡縮小了，至於生活目標，已沒有年齡差別。

香港回歸中國滿一年，香港人的不安漸漸消退之後，研究團隊又回到香港做一次研究。此時，年齡的差別又對人生目標產生影響。

後來，美國發生九一一恐怖事件；二〇〇三年春 SARS 在香港蔓延，在短短幾星期內造成三百人死亡，研究團隊在這兩次事件後也都重回香港研究，結果是一致的，亦即生活目標沒有年齡差別。正如研究人員所言，「在生命變得脆弱之時」，人們的生活目標和動機會有極大的轉變。造成這種轉變的是看事情的角度，而非年齡。

## 死期迫近，會讓人的欲望重新排序

托爾斯泰很清楚這一點。在伊凡．伊里奇病得愈來愈嚴重之時，他了解自己來日無多，他的野心和虛榮都消失了，只希望有人陪他，安慰他。然而，幾乎沒有任何人懂得他，包括他的家人、朋友以及他太太請來為他診治的那些名醫。

托爾斯泰已看出每一個人看待人生的角度不同，有人知道生命轉瞬即逝，有人則認為人生還很長遠；而了解生命短暫的人，有著眾人皆醉我獨醒的痛苦。此外，托爾斯泰還洞視了一點：死期的迫近會讓一個人的欲望重新排序，而這些欲望不一定是難以滿足的。

雖然伊凡．伊里奇的親友和醫師不知道他要什麼，但他的僕人蓋爾西姆卻很清楚。蓋爾西姆了解主人正在受苦，心中充滿恐懼，而且孤獨寂寞。他可憐這個主人，也知道自己總有一天，會像主人一樣活在死亡的威脅之下。於是在每個人都躲著伊凡．伊里奇時，唯獨蓋爾西姆會陪他說話。伊凡．伊里奇發現只有一個姿勢能解除他的疼痛，也就是把他那雙瘦弱的腳擱在蓋爾西姆的肩頭。於是蓋爾西姆就整晚坐在那兒讓主人擱腳，讓他舒服一點。他不介意扮演這樣的角色，甚至還抱伊凡．伊里奇上廁所，完事後幫他清潔。他悄悄承擔這些照護工作，沒有任何算計或欺騙，一心一意滿足主人的需求。忠僕蓋爾西姆對伊凡．伊里奇的了解與照顧，使行將就木的他感到一股暖意：

蓋爾西姆服侍他的時候輕鬆愉快、態度誠懇，伊凡．伊里奇因而大受感動。別人的健康、氣力和活力往往使他自慚形穢，甚至惱羞成怒，只有蓋爾西姆的力量和活力，不會讓他覺得羞辱，反而感到安慰。

一個人不久於人世，他所需要的就是能覺得舒服一點，有人陪伴，幫他完成最卑微的目標。只是在伊凡．伊里奇之後，過了一百多年，這樣的服務仍是奢望。這是愛麗絲．霍布森想要的，然而就是得不到。而老陸的女兒辛苦了整整四年，也發現自己沒辦法滿足老父的需求。但凱倫．威爾森的輔助生活概念，的確能讓老人住在一個屬於自己的地方，得到最需要的幫助。

## 凱倫依然堅持輔助生活住宅的理想

凱倫的理念傳播速度驚人。大約在一九九〇年左右，有鑑於老人輔助生活園區的成功，奧勒岡州政府提出一項議案，鼓勵建商多多興建這樣的房屋。凱倫和她先生除了自己繼續複製成功模式，也熱心協助其他建商。他們發現這種住宅在房屋市場異軍突起，很多老人願意花大錢買這種住宅，以免最後必須住進養老院。有幾個州甚至同意補助貧窮老人入住輔助生活住宅的費用。

不久，凱倫到華爾街籌措資金，以便興建更多的老人輔助生活住宅。她創立的公司「輔助生活概念」（Assisted Living Concepts）也上市了。類似建案在全美各地如雨後春筍般出現，如日升（Sunrise）、亞翠雅（Atria）、史特靈（Sterling）、凱琳頓（Karrington）等。輔助生活住宅成為老人住宅中，成長最迅速的一類。凱倫公司的員工原本只有近百人，到了二〇〇〇年，已擴展到三千人的規模，遍布全美十八州，一共經營了一百八十四個生活園區。到了二〇一〇年，全美國住在輔助生活住宅的人數，已接近住在養老院的人數。

但是，凱倫的成功也伴隨一個讓人不樂見的副作用。由於輔助生活住宅的概念大受歡迎，有一些房地產開發商開始濫用這個名稱。輔助生活住宅是取代養老院的另一種選擇，但有些建商提供的住宅照護服務很少，疏忽對老人的支援和照顧，竟也打著輔助生活住宅的名號。凱倫就曾上國會聽證會作證，表示對這種現象十分憂心。

凱倫說道：「很多人都想興建輔助生活住宅，有人甚至把養護機構的一部分、或是一棟有十六個床位的分租供膳住宅重新裝潢，就號稱是輔助生活住宅，以吸引自費入住的老人。」儘管她非常堅持當初的創建理念，然而絕大部分的建商只是跟隨這股風潮搶市。

於是，很多輔助生活住宅成了獨立生活和養老院的中途站。雖然這種住宅是「連續照護」的一部分，表面上看來很理想，但服務人員常把入住的老人當成幼兒。安全的疑慮無法消除，加上常發生訴訟，老人能在輔助生活住宅之內擁有的東西，限制增多了，也必須按照規定參加活動，而且遷出條件嚴苛——如果堅持要搬出去，只能選擇轉往養老院。這時，強調安全與存活率的醫學語言，又被一再搬出來述說。凱倫忿忿不平的指出，就連小孩的行動限制都比老人少。孩子至少還可以盪鞦韆以及在公園裡玩攀登架。

根據二〇〇三年發表的一份針對一千五百家輔助生活住宅所做的調查報告，只有百分之十一能讓老人享有生活隱私，也能提供足夠的服務，其他絕大多數都無法落實原始的理念。就連凱倫自己公司的董事會，都開始質疑她的標準和理想——為什麼他們不能像其他公司一樣節省成本和人力。凱倫想在比較小的城鎮、老人除養老院之外別無選擇的地方，興建小型輔助生活住宅，也希望即使是那些仰賴醫療補助計畫（Medicaid）的低收入戶，也能入住。但比較有利可圖的方向是在大城市興建大型輔助生活園區、不提供服務給低收入或需要加強照護的老人。凱倫創立這種住宅的初衷，是為了幫助像她母親潔西一樣的老人，讓他們過得更好；事實證明，這麼做也有獲利空間。只是公司董事會和華爾街希望看到更高的收益——這是生意，不是公益。凱倫的處境日益艱難，到了二〇〇〇年，不得不卸下執行長的職務，把自己持有的公司股票全部賣掉，離開自己一手創立的公司。

過了十幾年之後的今天，凱倫已步入中老年。不久前，我跟她面對面談過。她咧嘴而笑、露出長得不太整齊的牙齒，雙肩下垂，加上老花眼鏡和白髮，看起來就像是個喜歡看書的老奶奶，而非那位落實革命性概念、影響遍及全球的創業家。由於她是老人學學者，談到研究的問題，她就眉飛色舞，遣詞用字都很精準；她也仍舊像唐吉訶德，勇於向最困難的任務挑戰。凱倫和她先生因為興建輔助生活住宅，累積了很可觀的財富，於是，夫妻倆設立了一個以凱倫母親為名的公益機構「潔西・理查森基金會」（Jessie F. Richardson Foundation），繼續為老人照護的品質努力。

凱倫大部分時間都貢獻給她的出生之地，即西維吉尼亞產煤區，如布恩郡、明戈郡和麥道爾郡。西維吉尼亞州是全美各州中，老人和窮人最多的一州。此地正如世界其他偏鄉，留下的多是老人，年輕人都已出走，以找尋更好的工作機會。凱倫回到老家，希望那裡的老人除了自生自滅和養老院之外，還有更好的選擇。其實，這也是我們年老時必須面對的問題。

她說：「我希望你知道，我依然堅持輔助生活的理想，」她並強調：「輔助生活一直是我的最愛。」她還說，正是這樣的熱情讓她當年相信並期待，一定可以想出比養老院更好的生活方式，現在亦然。只是世事發展常不如人意。即使是我們自己的孩子，我們也無法預期他們會往哪個方向發展。不過，凱倫仍會堅持自己的初衷，努力不懈。

她說：「我最大的心願，就是看到輔助生活的概念開花結果。」

只是，這樣的概念在很多地方還未能落實。

## 沒人關心老人是否覺得寂寞

老陸就是一例。雪莉覺得自己很幸運，得以在住家附近，找到老父可以入住的輔助生活住宅，費用也在老陸可以負擔的範圍之內。老陸積蓄所剩無幾，其他類似機構光是簽約金就要幾十萬美元。雪莉找到的這一家已接受政府補助，老陸才住得起。那裡的前廊很舒服、大廳光線良好、圖書室很漂亮，牆壁似乎才剛粉刷，公寓空間還算寬敞。這個地方很吸引人，種種設施也很專業，雪莉第一次來時就看上了，但老陸還是抗拒。他環顧四周，發現這裡的每一位老人都靠助行器走路。

他說：「看來，用兩隻腳走路的只有我一個。我才不要住這種地方。」雪莉只好載父親回家。

不久，老陸又摔倒了。他在停車場摔了一跤，頭狠狠撞在柏油路上，過了一會兒才恢復意識，就醫後住院觀察。之後，他終於願意接受現實，讓雪莉去他們參觀過的那家輔助生活機構登記候補。在他九十二歲生日前夕，那家機構剛好空出一個名額。如果他不去，那就得重排，列在候補名單的最後。老陸只好答應。

老陸搬過去之後，並沒有對雪莉發脾氣。然而，雪莉覺得，他要是生氣還比較容易處理，但他就是沮喪。做女兒的她，不知該如何是好。

雪莉認為，部分問題是因為難以調適改變。以老陸的歲數來看，當然不容易適應。但她發現，問題不只是這樣。老陸似乎不知所措。他一個人也不認識，更何況住在那裡的老人根本沒幾個男性。他自問，我在這種地方要做什麼？串珠？裝飾杯子蛋糕？還是在圖書室看女性羅曼史小說？他的家人、郵差朋友，還有他的愛犬呢？在這個地方生活，他覺得格格不入。雪莉曾拜託那裡的活動組長，希望他們設計的活動可以中性一點，比如讀書會。但他們對這樣的建議不以為然。

讓雪莉覺得最困擾的一點是，輔助生活住宅的員工似乎沒興趣知道老陸需要什麼，以及他已被迫失去什麼。他們甚至不承認自己在這方面的無知。他們雖名為輔助生活服務，似乎沒人知道他們應該確實協助老人維繫人際關係，幫他們得到最想得到的快樂。從他們的態度看來，該不是有意殘忍對待老人，只是不了解老人的需求。然而，正如托爾斯泰所言，殘忍也好，無知也好，到最後又有什麼不同？

老陸和雪莉最後想出一個折衷辦法。雪莉每個星期天帶老陸回家，讓他在家裡待到星期二，再送他回去。這樣，他每個星期就會有所期待，心情覺得好一點。至少，他一星期有兩、三天可以過他喜歡的生活。

我問凱倫，為何輔助生活住宅常教人失望。她已看出幾個原因。首先，用心協助老人生活「說得容易，做起來難」。這類機構的照護員常不知道該怎麼做。就拿協助老人穿衣來說吧。照理你該讓老人自己穿，在一旁觀察、適時協助即可，老人的生活能力才不會退化，也能有獨立的感覺。但她說：「自己動手幫老人穿，要比他們自己穿來得省事，也比較快。照護員也才不會因為失去耐心，而給老人臉色看。」因此，除非管理者特別重視加強老人的生活自主能力，否則就會要求照護員幫老人穿衣，就像把老人當作人偶似的。慢慢的，每件事都變成這樣，工作能快快完成最重要，沒有人在乎老人的能力和感受。

再者，就輔助老人生活的成效而言，並沒有可靠的量尺。這點使問題更加複雜。反之，我們對老人的健康和安全都有精準的評分系統，因此管理者會特別注意老人的體重是否減輕，是否按時吃藥，有沒有摔倒，但沒有人關心老人是否覺得寂寞。

凱倫說，讓她覺得最挫折的、也是最關鍵的就是，與其說輔助生活住宅是為了老人而建造，不如說是為了他們的子女。老人住哪裡通常是子女做的決定，從養老院或老人住宅的宣傳就可以看得出來。業者著重於行銷人士所說的「視覺效果」，因此大廳入口像飯店一樣美，以吸引參觀者的目光。像雪莉才看第一眼就喜歡上的住家附近那間老人住宅。業者特別介紹他們的電腦遊戲室和健身中心，以及帶老人去音樂會和博物館的行程——這些特點都是身為子女的中年人，希望年老的父母得以享受的，而非父母自己要的。業者尤其強調安全，但幾乎沒有一個機構會標榜他們是入住老人的首選，因為老人通常會抗拒這樣的選擇，要不是子女堅持，他們才不會到這種地方來參觀。就這點來看，輔助生活住宅和養老院其實沒什麼差別。

凱倫說，她的一位同事曾告訴她：「我們自己最重視的是自主權，可是對所愛的人卻最看重安全。」這對於年邁體衰的老人而言，正是問題之所在，也充滿矛盾。我們為父母設想的許多做法，是自己絕對不會接受的，因為會侵犯到我們對自我的感覺。

她說，有時也要怪老人自己。「如果老人把決定權交給子女，他們自己也有責任。老人會這麼做，一方面是擔心自己因衰老無法做出正確決定，另一方面則是親子依附關係使然。老人就像是表態：『好，現在就由你們負責囉。』」

她又說：「很少做子女的會這麼想：『這地方是媽媽想住的嗎？她真的喜歡嗎？』大部分做子女的都是透過自己的想法來看父母的需求，心中想的問題變成：『如果我把媽媽送到這個地方，會覺得安心嗎？』」

## 你希望餘生只剩一張病床、一張輪椅嗎？

老陸住進輔助生活住宅之後，還沒滿一年，就發現這地方不能完全滿足他的需要。一開始，他也曾努力適應。他在那裡發現，有個名叫喬治的老人和他一樣是猶太人。兩人一拍即合，常一起打牌，每個星期六也一起去猶太教堂，儘管老陸這輩子對教堂都避之唯恐不及。有幾位老太太覺得他挺有魅力的，對他頻送秋波，但他大都不接招。不過老陸也不至於老是拒人於千里之外。有一晚，他就在自己的公寓辦了個小派對，邀請了兩位他的仰慕者，還特地為她們開了一瓶白蘭地。

「然後我爸爸突然倒下，頭撞到地板，昏迷不醒，被送去急診！」雪莉說。

老陸從復健中心回家時，對女兒自嘲說：「你看我多沒用。請了兩位女士過來，才喝一小杯，我就昏了。」

老陸就這樣一個星期在雪莉家住三天，另外四天住輔助生活住宅。經過不斷的調適與妥協，幾個月下來，終於覺得生活還過得去。高齡九十二歲的他，慢慢重建自己可以接受的生活方式。

只是他的身體撐不下去了。他的姿勢性低血壓惡化，動不動就昏倒，不只是喝白蘭地才會這樣。不管白天或夜晚，正在走路或剛起床，都可能發生。他常常被救護車送到醫院。最後，他已無法走完老人住宅的長廊，也不能自己搭電梯到餐廳吃飯。但他因為自尊，仍拒絕使用助行器。雪莉只好買一大堆微波餐盒，放在他的冰箱裡。

雪莉又開始為老父擔心。他進食情況不理想，記憶力退化，每天傍晚健康照護員去探望他時，發現他通常一個人坐在房裡發呆。由於老陸已經非常虛弱，隨時可能出現狀況，雪莉發覺老人住宅對她父親的觀察與照顧不夠，她需要把父親送到有二十四小時照護的地方。她去看了附近一所養老院。「那家其實不錯，裡面很乾淨。」但養老院就是養老院。「裡面的老人都癱坐在輪椅上，沿著走廊排一長排。那景象真是恐怖！」雪莉說，她老爸最怕住這種地方。「他說，他不希望他的人生只剩一張床、一個衣櫃、一個小電視，與室友隔著一面布簾。」

但是，雪莉說，她走出那個地方的時候，心想：「我非得這麼做不可了。」養老院再可怕，她都得把父親送去。

為什麼？我問。

雪莉說：「對我而言，安全是最大、最優先的考量。我必須為他的安全著想。」凱倫知道老人總有這麼一天。雪莉對她父親的愛，使她不得不把父親送到養老院，她真的別無選擇。

我繼續追問：為什麼？她父親已適應老人輔助住宅的生活，在那裡交了朋友，生活規律，也能做自己喜歡的事。的確，老人住宅不如養老院來得安全，他可能再次摔倒，等到有人發現時已經太遲。但是他至少能過得快樂一點，照他的個性來看，他應該比較想待在老人住宅吧。為什麼不考慮讓他留下？

雪莉說，她不知道該怎麼回答這個問題。總之，除了養老院，她很難有其他選擇。出於安全顧慮，她父親二十四小時都需要有人在一旁照顧。因此，她怎麼能把他留在老人住宅？

事實就是如此。除非像我祖父那樣擁有大家庭，身邊隨時有人照料，才得以享有自主權。一般老人多半只能住在養老院，活在制度化的管理之下。諸多難解的問題中，能得到關注的唯有疾病。在那裡生活固然安全，但也空虛，一切需要或渴望都是奢求。

# 第五章
# 值得活的人生

就湯瑪斯的實驗來說，最重要的並非可降低老人的死亡率，而是我們可為老人找到生存的理由。

一九九一年，年輕醫師比爾・湯瑪斯（Bill Thomas）在紐約上州一個名叫新柏林的小鎮，進行一項實驗。其實，他一開始還不是很清楚自己在做什麼。三十一歲的他曾在家醫科接受住院醫師訓練，完成訓練不到兩年，他就到「崔斯紀念護理之家」擔任醫療主任。有八十位嚴重失能的老人住在這個養護機構。約有半數是身體殘障，每五位就有四位得了阿茲海默症或有其他認知障礙。

在此之前，湯瑪斯在附近一家醫院擔任急診科醫師。急診總是忙亂、嘈雜的，與死寂的護理之家恰恰相反。來到急診的病人通常病徵明顯，問題也可處理，像是骨折或小孩把一顆蔓越莓塞到自己的鼻腔深處。然而，如果病人原來就有比較嚴重的潛在問題，舉例來說，腿摔斷是失智症造成的，湯瑪斯就必須著眼於那嚴重的問題，把病人送到養老院之類的機構。

湯瑪斯轉換生涯跑道，到崔斯護理之家服務，是希望能做點不一樣的事。可是，崔斯護理之家的工作人員一點都不覺得自己的機構有何問題，但旁觀者清，湯瑪斯看出住在這裡的老人全都活在絕望之中。這種情況讓他看了沮喪，亟思改革。起初他想利用自己的醫療專長來解決問題。看到老人個個頹喪消沉、精力全無，他懷疑是疾病或用藥問題。於是他為老人做詳細的身體檢查，開立影像掃描和檢驗，也更換了藥物。可是幾個星期的努力毫無建樹，醫療費用倒是急速飆升，護理人員也被逼得差點發瘋。護理部主任於是找他攤牌，要他別再亂搞。

湯瑪斯告訴我：「坦白說，我把照護和治療混為一談。」

儘管如此，他不輕言放棄。他想了又想，發覺這裡最大的問題就是死氣沉沉，於是決定做個實驗，為這個護理之家注入一些生氣。這個點子實在瘋狂、天真，但又很有創意。他竟然能使老人與護理人員都投入這麼一項計畫，已經算是個小奇蹟了。

但要了解這個點子的由來以及如何推動計畫，你必須先知道比爾．湯瑪斯是怎麼樣的一個人。在他就讀小學的時候，就是學校裡的推銷王。學校為了籌措童子軍或球隊的費用，需要孩子挨家挨戶推銷蠟燭、雜誌或巧克力，湯瑪斯總是能賣出最多。高中時，他曾獲選為學生會長，又是田徑隊隊長。他舌粲蓮花，不管賣什麼都不成問題，包括推銷自己。

然而，湯瑪斯的功課卻一塌糊塗。他不但成績慘不忍睹，而且多次沒完成作業，還敢跟老師爭辯。他不是沒能力完成作業，而是喜歡自己找書來讀。他是那種可以自學三角函數以學習造船的人（他真的自己造了一條船）。他只是不想做老師交下的作業，而且敢對老師直說。像他這樣的孩子，今天或許會被醫師診斷為「對立性反抗疾患」，但在一九七〇年代，這樣的孩子就是問題學生。

表面上看來，超級推銷員與讓人頭痛的反抗者，好像大不相同，但就湯瑪斯而言，這兩種表現其實源於同一特質。我曾問湯瑪斯，他在孩提時候就很會賣東西，是否擁有特別的技巧。但他說：「我只是不在乎被人拒絕，這樣才能成為優秀的推銷員。你必須不把被拒絕當一回事。」正因為具有這種特質，他才能堅持到底，得其所願，也避開討厭的事。

但多年來他仍不知自己到底想要什麼。他在新柏林附近、尼柯斯鎮外的一座山谷長大，父親是工廠工人，母親是電話接線生，都沒上過大學，也不指望兒子能接受高等教育。湯瑪斯高中快畢業之時，本來想要參加工會的職業訓練計畫，但有一次和朋友的哥哥閒聊，聽他談大學生活多采多姿，像是狂飲啤酒、正妹一籮筐等，湯瑪斯聽了好不心動。

於是，他前往紐約州立大學科特蘭分校就讀。這時，他心中有一把火點燃了，使他充滿求學的熱情。或許是因為高中老師的預言激發了他的鬥志。那位老師預言，在耶誕節之前，湯瑪斯就會放棄學業，回到老家的加油站工作。不管原因為何，他已經搖身一變，成為熱中學習的好學生，再難的課程都難不倒他，每一門課都拿滿分，而且再度當上學生會會長。他本來想，也許有一天他會當體育老師，但上了生物學之後，他又想，或許醫學就是他的最愛。他奮發蹈厲，成了紐約大學科特蘭分校第一個考上哈佛醫學院的學生。

哈佛讓他有如魚得水之感。由於長春藤聯盟的學生大都是家境富裕的天之驕子，你可能會以為出身工人階級的湯瑪斯會對他們嗤之以鼻。但他沒有，他身邊的同學不但熱愛科學和醫學，對一切充滿好奇，而且學習動力十足。

湯瑪斯告訴我：「醫學院讓我最懷念的，就是每天晚上跟大夥兒在貝絲以色列醫院的餐廳吃飯，我們總會花兩、三個小時，為了病例展開唇槍舌戰。真是過癮！」

湯瑪斯喜歡哈佛，因為這裡的人都相信他能做出了不起的事。諾貝爾獎得主甚至會在星期六早上來學校授課，因為他們認為這些學生有志於大事。

然而，湯瑪斯並不覺得自己有必要去贏得別人的讚賞。教授為他安排在名聲響亮的大醫院接受專科訓練，或是有意延攬他到自己的實驗室，但他最後選擇在紐約羅徹斯特大學附設醫院當家醫科住院醫師。這和哈佛人標榜的「宏願」似乎有點距離。

其實，他只是想回到紐約上州。他告訴我：「我是個離不開家鄉的人。」他只有在就讀哈佛醫學院那四年，才離開紐約上州。每當假期，他常騎著腳踏車從波士頓回到尼柯斯鎮，再從尼柯斯鎮騎回波士頓，單程即長達五百二十八公里。他嚮往自給自足的生活方式，沿路會在果園和原野露營，自己找食物來吃。難怪他會選擇家醫科這種獨立的科別。

湯瑪斯在當住院醫師期間，存夠了錢，就在新柏林附近買了塊農地。之前，他常騎腳踏車經過，想像自己有一天能買下這塊地。等到他完成住院醫師訓練，在農地上工作成了他最喜歡的事。他選擇在地區醫院的急診室服務，正因工作時間固定，方便他去農地墾植。他信奉自食其力的信念，所住的房子是自己和朋友一起蓋起來的，吃的東西幾乎都來自自己的農地。他用風力和太陽能發電，因此不需要電力公司的服務。他順應四時氣候的變化來耕種。在他和當護理師的太太裘德同心協力之下，他們家的農地最後擴展到一百六十多甲。他們養了牛、輓馬和雞，有存放根莖作物的地窖、鋸木工場、製糖工場，更別提生養了五個孩子。

湯瑪斯解釋說：「我覺得這才是真正實在的生活。」

湯瑪斯務農的時間要比行醫的時間來得多。他留著大鬍子，外表看來就像美國傳說中的巨人樵夫保羅．班揚。他很少打領帶，在白袍底下常穿著連身工作服。他覺得在急診室工作苦不堪言，說道：「在急診室值夜班真不是人幹的。」因此，他離開醫院，轉到崔斯護理之家服務，只需在白天工作，晚上不必值班。這樣的工作應該輕鬆快意吧？

## 除三害：沉悶、寂寥、孤立無援

打從湯瑪斯第一天到崔斯護理之家上班，馬上就感覺到田園生活與這個養護機構的強烈對比：前者是那麼豐盛美好，後者則猶如監獄。他在崔斯看到的一切，啃噬著他的心。護理師告訴他，他會習慣的，但他就是無法忍受這一切，也不願順應這樣的環境。幾年後，他才清楚他為什麼會如此——因為崔斯的情況根本和他的生活信念牴觸。

湯瑪斯認為，要有美好的生活，最重要的條件就是獨立。但這正是護理之家的老人做不到的。他慢慢了解，住在這個機構裡的老人是什麼樣的人。有些以前是教師，有些是店員、家庭主婦或工廠作業員，跟他家鄉的人沒什麼兩樣。他相信，他們能過更好的生活。基於本能，湯瑪斯決定把用在自己家裡的方法——也就是把有生命的東西放進生活中，套用在崔斯護理之家，讓這裡顯露一點生機。他想實驗看看，要是把植物、動物和孩子帶進崔斯，讓老人時時可接觸到，這個地方會變成什麼樣？

他去找崔斯護理之家的管理部門，建議他們可用他的點子提出創新方案，向紐約州政府申請一筆經費。雇用湯瑪斯的主管郝伯特（Roger Halbert），原則上覺得這點子還不錯，他樂於嘗試新方法。郝伯特已在崔斯服務了二十年，讓這個機構一直能提供高品質的服務，也盡可能擴展老人的活動項目。湯瑪斯的點子與過去他們的改革和努力似乎相合，因此領導團隊一起在會議室中撰寫經費申請書。但湯瑪斯心裡似乎還蘊藏著什麼更遠大的目標，非郝伯特所能參透。

湯瑪斯在申請書中，縷述他這個建議背後的想法。他說他的目標旨在改善護理之家的三大弊害：沉悶、寂寥與孤立無援。他們必須在這個機構注入生機，以去除三害。例如，他們會在老人的房間擺放植物，把庭院中的草皮改成可以種植蔬果的園圃。接下來，他們可以養動物。

聽起來似乎不錯。但動物的飼養很麻煩，可能會帶來衛生和安全問題。然而，根據紐約養護機構管理條例，護理之家的確可以養一隻狗或一隻貓。郝伯特告訴湯瑪斯，過去他們曾試過在這兒養狗，試了兩、三次都沒成功。原因在於他們養的狗個性不夠溫馴，再者也有照顧上的困難，所以不了了之。但他願意再試一次。

湯瑪斯說：「那我們養兩隻狗。」

郝伯特說：「這是管理條例不允許的。」

湯瑪斯答道：「沒關係，我們把這點寫在申請書中。」

接下來是一片靜默。儘管這只是一小步，卻並非只有違反養護機構管理條例，郝伯特也真的擔心此舉會影響老人的衛生和安全。郝伯特左思右想，心裡掙扎不已。

不久前，我和郝伯特進行訪談，那次開會的情景，他依然記得一清二楚。

當時，在會議室的主管，除了護理部主任露易絲．葛萊辛，還有一位活動主任和一位社工人員……我看到那三個人面面相覷，猛翻白眼，說道：「這下子有好戲看了。」

我說：「好，我把這點寫下來。」接著心想：「關於這件事，我不像湯瑪斯那麼熱中。不管如何，我還是在申請書中寫明，打算在護理之家養兩隻狗。」

他說：「那麼，也可以養貓吧？」

我說：「什麼？還有貓？我們已在申請書寫下兩隻狗了。」

他說：「有些老人家不喜歡狗，只愛貓。」

我說：「所以，我們不但養狗，還要養貓？」

他說：「我們先寫下來沒關係，等等再討論。」

我說：「好吧，我會寫進去——養一隻貓。」

他說：「噢，不行。我們有兩個樓層。每個樓層各養兩隻貓，如何？」

我說：「我們要向衛生主管機關說，我們要養兩隻狗和四隻貓？」

他說：「沒錯，你就先寫嘛。」

我說：「好吧，我會寫下來。不過我覺得我們太過頭了。主管機關不會同意的。」

他說：「還有一件事。養鳥如何？」

我明白告訴他，這明顯有違管理條例。「護理之家禁止養鳥。」

他說：「為什麼不能養鳥？」

我說：「為什麼要養鳥？」

他說：「想想看，你從窗外看出去。請想像現在是一月或二月，外面積雪三尺。此刻，你在護理之家的話，能聽見什麼？」

我說：「嗯，能聽見老人在痛苦呻吟，也許還有一些笑聲，還有從各個角落傳來的電視聲。如果能安靜一點也許比較好。對了，還有廣播的聲音。」

他說：「還有別的聲音嗎？」

我說：「應該還可聽見照護員的談話聲，以及他們跟老人說話的聲音。」

他說：「是否有任何代表生氣蓬勃的聲音？」

「啊，你說的是鳥叫聲。」

「對啦！」

我問：「要讓人聽到此起彼落的鳥叫聲，大概需要多少隻鳥？」

他說：「先來一百隻吧。」

「一百隻鳥？在這種地方？」我說：「你一定是瘋了！你可曾和兩隻狗、四隻貓以及一百隻鳥同在一個屋簷下？」

他說：「沒有，但是值得試試。」

從這番問答可看出，我和湯瑪斯醫師是截然不同的兩種人。

坐在會議室裡的其他三個人，眼睛瞪得斗大，說道：「噢，天啊，我們真要這麼幹嗎？」

我說：「湯瑪斯醫師，我決定豁出去了。我希望能跳出思考的框架。但我可不希望這地方看起來像動物園，或聞起來像動物園。我沒辦法想像這個地方變成那樣子。」

他說：「那你願意站在我這邊囉？」

我說：「你得證明給我看，這麼做的確是有好處的。」

湯瑪斯覺得有這樣的開始還不錯。郝伯特沒否決他的計畫。在接下來幾次會議，湯瑪斯的不屈不撓，讓郝伯特和其他成員不得不豎起白旗。湯瑪斯不斷提醒大家護理之家的三害，老人在沉悶、寂寥和孤立無援之下，慢慢步向死亡。他們難道不想改善？如果能改善，為什麼不試試看？

於是他們提出申請。郝伯特心想，過關的機會應該微乎其微。然而，湯瑪斯帶領管理團隊到州政府，親自遊說負責官員。結果，他們不僅取得經費，而且獲得管理條例的豁免權，得以實行計畫。

郝伯特回憶道：「我們聽到消息時，我說：『天啊，我們真的要這麼做了。』」

## 崔斯護理之家的「大霹靂計畫」

計畫的實行，落在護理部主任葛萊辛頭上。她已六十幾歲，多年來一直在這崔斯護理之家服務。因此，她也非常希望看到老人生活有所改善，能過得快樂一點。她說，這項計畫有如「一場偉大的實驗」。儘管湯瑪斯過於樂觀，而其他人多半怕事、遲鈍，她還是決定盡力實行。

這可不是小事。說來，每一個地方都有自己的文化，而且根深柢固。湯瑪斯告訴我：「文化是共同習慣與期待的總合。」就他所見，由於習慣與期待的影響，日常規律與安全要比生活品質來得重要，這也就是為何崔斯護理之家以前養狗會失敗的原因。湯瑪斯希望這裡有足夠的動物、植物和孩童，讓每一位老人都能感受到生命的喜悅。儘管原來的日程表會遭打亂，然而這不正是此計畫目標的一部分？

湯瑪斯說：「文化常是靜滯不動的，這就是文化的特質。歷經幾百年、幾千年不變的，才叫做文化。往往創新在孕育之初，已遭到文化的扼殺。」

為了對抗這樣的靜滯，湯瑪斯認為必須採取「正面撞擊」策略。他稱之為「大霹靂計畫」。他不打算先帶進一隻狗、一隻貓或一隻鳥，看看每一個人的反應如何；他決定一次把所有的動物全送進護理之家。

於是，那年秋天他們把一隻名叫塔吉特的靈緹犬、一隻叫小黃的寵物犬、四隻貓和一百隻鳥送進去。他們把原先擺放的人造植物全部丟掉，把真的盆景搬進每一個房間。員工在自己的小孩放學之後，就把他們接來。護理之家的後面有個花園，入住老人可在這裡接待親友，旁邊則是小孩玩耍的遊樂場。對崔斯護理之家來說，湯瑪斯主導的這項計畫，猶如休克療法。

例如，他們訂的一百隻長尾小鸚鵡都在同一天送達。他們知道要怎麼送進護理之家嗎？答案是：不知道。載送小鸚鵡的卡車先來了，但鳥籠還沒送達。司機把這些鳥送進一樓的美容院，關上門就走了。後來，鳥籠雖然送到了，但都在紙箱裡，組裝之後才能使用。

想起這一幕，湯瑪斯不由得笑了出來。「那簡直是災難！」他實在是很淘氣的人。湯瑪斯和他太太裘德、護理部主任葛萊辛和其他幾個人，花了幾個小時把鳥籠組裝好，接著不知花費了多少氣力，才把一隻隻在美容院裡亂飛的小鸚鵡抓起來，放進籠子裡，再送到每位老人的房間。老人早就聚集在美容院的外面，從窗戶看這場好戲。

「他們笑得肚子都疼了！」湯瑪斯說。

湯瑪斯沒想到這個團隊會搞得如天下大亂。「我們真的不知道自己在做什麼。坦白說，一點兒也不知道。」不過美就美在這裡。看到工作人員左支右絀的窘況，每個圍觀的人都拋開矜持或防衛心，前來助一臂之力，包括那些老人。有人幫忙在籠子裡鋪報紙，有人幫忙照顧狗兒和貓咪，還有人把孩子也叫過來支援。場面堪稱混亂得精采，如善於外交辭令的葛萊辛所形容：「歡欣鼓舞。」

現在，有一大堆問題必須趕緊解決，像是怎麼餵那些動物。討論一番之後，終於底定每日逐房餵食的行程。裘德從一家廢棄的精神病院找到一臺藥品推車，就用來充當「餵食推車」。他們把鳥飼料、狗零食、貓食都放上去，由一位工作人員每天推到各個房間，更換鋪在鳥籠底部的報紙以及放置飼料。湯瑪斯說，這臺藥品推車本來是發送精神安定劑托拉靈（Thorazine）的，現在則是發送骨頭狀的狗餅乾，這樣的變化豈不是很妙？

接下來，各種危機不斷出現，要是解決不了，任何一個危機都可能讓這實驗終止。有一晚，凌晨三點，湯瑪斯接到護理師打來的電話。由於他是醫療主任，半夜接到電話並非什麼奇怪的事。只是那位護理師不是要找他，而是要找裘德。湯瑪斯把話筒遞給她。

護理師告訴裘德：「狗在地板上便便了，你要不要過來清理一下？」護理師認為那不是她的工作，她上護理學院不是為了清理狗大便。

裘德也不肯去。湯瑪斯說：「唉，副作用來了。」第二天早上，他去上班的時候，發現那位護理師在狗大便上擺了張椅子，以免有人踩到。

有人認為他們該雇用動物訓練員。畢竟動物的管理和照顧不是護理師的工作，即使做了，也沒有任何津貼。其實，由於州政府給養護機構的經費減縮，護理師已有兩、三年沒調薪，怎麼可能為了護理之家的植物和寵物再撥一筆錢下來？有人則認為，護理之家有如一個大家庭，照顧寵物是每一個成員應該分擔的責任。養了寵物，自然要有人幫忙照顧，不管是醫療主任或是護理師，都得幫忙。因此，這個問題牽涉到你用什麼樣的觀點來看護理之家：這是一個機構，或者是一個家？

葛萊辛希望大家把這裡當成自己的家。她盡力協調，公平分配工作。慢慢的，不管是工作人員或是住在這裡的老人，都願意共同扛起照顧寵物的任務。大家願意這麼做，並不是理性辯論或妥協的結果，而是這些寵物帶來的效益無法忽視：老人已不再昏昏沉沉，精神變好了。

湯瑪斯說：「有些老人，我們以為他們不能說話，卻開口說話了。原本完全退縮或不肯動的老人也來護理站，說：『我想帶狗出去遛遛。』」每一隻小鸚鵡都有人認養，也有了名字。每位老人的眼神重新露出喜悅的光芒。湯瑪斯在一九九六年出版《人生是值得活的》（*Life Worth Living*）描述崔斯護理之家的這段轉變，讓人知道動物對於住在養護機構的老人是無可取代的，即使是罹患重度失智症的人亦然。湯瑪斯在書中引用工作人員的日誌：

嘉斯很愛他的鳥。他聽牠們歌唱，還問道，他可以分一點咖啡給鳥兒享用嗎？老人真的變得比較容易照顧。很多人每天都會向我報告鳥兒的情況（例如：「一整天都在唱歌」、「食慾不佳」或是「似乎變得比較活潑」。）

瑪琦今天跟我到各個房間餵鳥。她以前總是坐在儲藏室門口，看我走來走去，但今天我問她，要不要跟我去餵鳥，她拚命點頭，所以我就帶她去。她幫我提鳥飼料盒子。我一邊餵鳥，一邊幫鳥灑水，一邊向她解釋我做的每一步驟。我在鳥身上噴灑水霧，她樂得咯咯笑。

崔斯護理之家現在除了有一百隻長尾小鸚鵡、四隻狗、兩隻貓，還有一窩兔子和一群會下蛋的母雞。室內盆栽有好幾百盆，園圃花團錦簇，蔬果繁茂。這個護理之家還有員工附設托兒所和新成立的課輔中心。

研究人員針對這項計畫追蹤研究了兩年，比較崔斯與附近一家養護機構的照顧成效。他們發現，崔斯的老人所需藥品只有附近那家機構的一半，例如治療躁動的精神科藥物好度（Haldol）用量大幅下降。崔斯的藥品總花費只有附近那家養護機構的百分之三十八，死亡率也下降了百分之十五。

## 為老人找到生存的理由

儘管這項研究沒能解釋為什麼，但湯瑪斯認為他知道原因何在。「會有這樣的死亡率差異，主要在於人類需要一個存活的理由。」

其他研究也有類似的結論。一九七〇年代，心理學家羅汀（Judith Rodin）與蘭格（Ellen Langer）曾在康乃迪克州一間護理之家進行實驗。她們給每位老人一盆植物，並告訴半數的老人，要他們好好幫植物澆水，同時聽一場演講，題目是：在生活中擔負責任的好處。另外半數的老人則由別人幫他們的植物澆水，而他們聽的演講則是：照護員會負責好好照顧他們。一年半後，與不必承擔責任的老人相比，承擔責任的老人（即使責任只不過是給植物澆澆水），生活態度會比較積極、動作比較敏捷，看起來可以更長壽。

湯瑪斯也在書中敘述一位L先生的故事。在他住進崔斯護理之家的三個月前，結褵超過六十年的太太過世了。他悲傷到不吃不喝，生活所需愈來愈仰賴子女。後來，他開車撞進大排水溝。警察認為此舉有自殺之嫌。L先生出院後，家人把他送到崔斯護理之家。

湯瑪斯仍記得遇見L先生的情景。「我想知道，這個人是怎麼活下來的。過去三個月發生的事，粉碎了他的世界。他失去了老婆、失去自由，也沒有家了。或許，最糟的是，他覺得能活命應該是有意義的，但他已絲毫感受不到人生的喜悅。」

儘管崔斯給他抗憂鬱藥物，也不斷鼓勵他好好活下去，但是他的情況愈來愈糟。他不再散步，一整天都躺在床上，拒絕吃東西。差不多在這時候，湯瑪斯開始推動他的新計畫，給了L先生兩隻小鸚鵡。

湯瑪斯說：「L先生同意養這兩隻小鳥。他想，反正他也活不久了。」沒想到L先生漸漸有了轉變。「起初，改變很小。L先生調整自己躺臥的位置，好觀察小鸚鵡的活動。」後來，工作人員來餵鳥時，L先生會告訴他們，這兩隻小鳥喜歡什麼，情況如何。顯然鸚鵡把L先生從悲傷的深淵拉了出來。對湯瑪斯而言，L先生的故事印證了他的理論，也就是寵物能給人安慰。在一個沉悶的地方，寵物帶來很自然的變化；在人感覺寂寞時，寵物可以與人作伴；在一個令人覺得孤立無援的地方，寵物給人機會，讓人願意負擔照顧的責任。

湯瑪斯說：「L先生開始吃東西了，也會自己換衣服，甚至願意走出房間。他知道狗兒每天下午都得出去遛遛，說他自願帶狗出去。」三個月後，L先生離開崔斯護理之家，回到自己的家。湯瑪斯相信，他的計畫讓L先生得到新生。

不管如何，就湯瑪斯的實驗來說，最重要的並非「給老人活下去的理由，可降低他們的死亡率」，而是我們可為老人找到生存的理由。就算是嚴重失智、失能的老人，也能擁有「有意義、快樂而且滿足的人生」。說來，如果要衡量人生能有多少價值，的確非常困難，不若計數老人還有多少日子可活、或是可減少多少種用藥那麼簡單，然而還有什麼比找到人生的價值來得更重要？

## 老有所終，不只是醫療問題而已

一九〇八年，哈佛心理學家羅毅思（Josiah Royce）寫了一本書，書名為《忠義的哲學》（*The Philosophy of Loyalty*）。羅毅思並非著眼於老化的種種而寫下此書，而是以生命的有限做為主要考量。羅毅思想要了解，為何單單只是活著（譬如有地方住、有東西吃、安全無虞），似乎空洞而且了無意義。我們還需要別的什麼，才會覺得人生是值得活的？

他認為答案並非在我們自身，亦即我們不能只是為自己而活。他說，我們內在皆有為他人而活的需求，大者如為了家庭、國家或某種原則，小者如為了一項蓋房子的計畫或是照顧寵物。為他人而活，我們才會覺得活得有價值，也覺得這樣的犧牲奉獻是值得的。如此一來，我們的人生才能充滿意義。

羅毅思稱這種奉獻為忠義，而忠義和個人主義恰恰相反。個人主義者總是以自己的利益為先，只看到自己的痛苦和快樂，只想到一己的存活。對這種人來說，致力於與個人利益無關的事，實在奇怪。忠義鼓勵自我犧牲，不過也可能令人憂慮，例如在缺乏理智之下，遭到獨裁者的利用。個人主義者則不會自我犧牲，因為人如果死了，自我就消失了，自我犧牲便無意義可言。

羅毅思反對個人主義觀點。他論道：「人總有自私的一面。但是自私並非一種神聖的權利。」事實上，他說，人需要忠義。忠義不一定會帶來快樂，甚至可能使人痛苦，然而只有無私與奉獻，我們才能忍受人生的折磨。若非如此，我們只能靠欲望的引導。但欲望轉瞬即逝、變化多端，而且無法讓人滿足。最後，欲望帶給我們的也只是痛苦。羅毅思說：「每一種原始的傾向就像一道潮流。就本質而言，我是無數這樣的潮流匯聚而成。每一刻……我都是衝動的總合。我們看不到內在的光，就依循外面的光吧。」

我們的確會這麼做。例如，我們還是關心這個世界在我們死後會變得如何。如果自我利益是生命意義的主要源頭，那麼，這個世界如果在我們死後一個小時就毀滅了，我們也不會在意。但大多數的人還是在乎死後世界會成為什麼樣子。要是知道死後地球就毀滅了，我們就會覺得人生沒有意義。

如果你希望自己的死亡是有意義的，那就得把自我納入更大的組織之中，如家庭、社區或社會。然而，你要是覺得自己孑然一身，和任何人都沒有關連，死亡只會為你帶來恐怖。羅毅思論道：「要解決存在的弔詭，我們必須從自身之外找尋努力的目標，而且發自內心願意這麼做，就可在奉獻的過程中得到充實的感覺。」近年來，心理學家比較愛用「超越」這個詞來表達這樣的理念。「超越」已在馬斯洛需求金字塔頂端的自我實現之上，意謂人都有超越的心念，希望發揮自己的潛能，助他人一臂之力。

在我們餘日不多時，我們會轉而尋求單純的快樂——如親友的陪伴、規律的生活、享受美食、感受陽光灑在臉上的美好等。此時，我們比較不在意所謂的功名和成就，只想活在當下。儘管我們比較沒有雄心壯志，但還是在意自己能留下什麼。我們有一種想要奉獻的渴望，讓人生充滿意義，感覺這樣的人生是值得活的。

當湯瑪斯把動植物和小孩引入崔斯護理之家（湯瑪斯把這個點子叫做「伊甸園計畫」），他提供給老人的是一個小小的出口，讓他們可以表達忠義。這個機會雖則微不足道，但真實存在，讓他們可以抓住些什麼，超越原本只求存在的欲望，而老人全都迫不及待的把握住這個機會。

湯瑪斯告訴我：「如果你是個年輕醫師，一九九二年左右，你在一家死氣沉沉的護理之家服務，你把動物、小孩和植物帶進來，你就可看到奇蹟在你面前出現。你會發覺那些老人不再像行屍走肉，就此恢復生氣。你看到他們開始和周遭的人互動，開始付出關愛、開始在乎，而且會開懷大笑。看到這一切，你會不由得欣喜若狂。」

關於病人和老人的照護，醫療和安養機構的問題並非源於他們對生命的觀點有誤，不知如何重視生命。問題在於醫學專業人士的焦點，只落在健康的修補，不管靈魂的需求。令人痛苦的弔詭正在此處——我們大抵讓醫師來決定我們餘生要如何度過。半個多世紀以來，我們都把疾病、老化與人之必死，當成是醫療問題。在社會再造的實驗中，我們重視專業技能，把自己的命運交付給醫學專業人士，卻不在乎醫學專業人士是否了解我們的需求。

結果，這樣的實驗失敗了。如果我們追求的只是安全和保護，或許會有不一樣的結論，但是我們希望找到的是值得活下去、有目標的人生。可惜真有機會這樣做的時候，又常說這個不行，那個也不行，無怪乎現代社會就是這副模樣。

## 「新橋社區」就像家一樣

比爾・湯瑪斯希望再造崔斯護理之家。凱倫・威爾森立志讓養護機構全部消失，用老人輔助生活住宅取而代之。他們其實有著相同的理想，也就是：幫助依賴他人而生的老人，找到生存的價值。湯瑪斯的第一步是讓老人負起照顧其他生物的責任；凱倫則是給老人一個可以鎖門的住處以及自己可以使用的廚房。這兩人的計畫相輔相成，而且改變了世人對老人照護的看法。問題不是失能、依賴的老人是否能過得比較好。他們當然可以過得更好，就看要怎麼做。全世界的照護機構都在找答案。二〇一〇年，老陸的女兒雪莉想為父親找個養老院，那時她還不知道已有人致力於照護機構的改革。大多數的養老院都嚴密監控老人的行動，老人幾乎就像囚犯。然而，在湯瑪斯和凱倫等人的努力之下，他們終於可以有更好的選擇。

例如在波士頓郊區、離我家約二十分鐘車程的地方，就有一個新成立的退休社區，名為「查爾斯河畔的新橋」（NewBridge on the Charles）。這個社區標榜無縫照顧，因此有獨立公寓、輔助生活住宅和養老院，以滿足老人各階段的照護需求。我不久前曾去參觀，發現他們的養老院和我所熟悉的照護機構看起來完全不同。一般的照護機構可能把六十位老人集中於一個樓層，二人或數人一房，兩排房間中央是長長的走廊。在新橋，養老院分為若干個單位，每一個單位有十來位老人（不超過十六人）。他們稱一個單位為「一家」，用意就是能發揮家的功能。每位老人都有私人的房間，所有房間則圍繞著公用區，包括餐廳、廚房和客廳——正像家一樣。

這樣的安排符合人性。研究人員發現，每一個單位的人數少於二十，能降低焦慮與憂鬱，促進社交活動和友誼，增加安全感，住在裡面的老人（即使已經有失智症）也比較願意和工作人員互動。而且，新橋在設計時，考慮的不只是每單位人數要合宜，也特別避免使人感覺像在住院。這裡採用的開放式設計，讓老人可以看到別人在做什麼，也鼓勵每個人加入。廚房配置在中央公用區，用意就是有人想吃些點心時，很方便就可拿到。我只是站在一旁觀察一下，就發現那裡很像真正的家，大家就像家人般互動。有兩位老爺爺在客廳打牌。一位護理師在餐桌上填寫表單，而不是坐在護理站櫃臺後面。

不只建築物設計用心，這個社區還有其他獨到之處。我在那裡看到的工作人員，對工作的信念和期待，有別於其他養老院。例如，他們會鼓勵老人多走路。我遇見一位九十九歲的老太太，名叫蘿姐。蘿姐和老陸一樣，有姿勢性低血壓的問題，還有坐骨神經痛，因此經常跌倒。更糟的是，老化帶來的視網膜退化，使她幾近失明。

蘿妲說：「下次如果再看到你，我也認不出來，因為我看到的你只是灰灰的一團，但是我可以看到你的笑容。」

儘管她已是近百歲的人瑞，頭腦還很清楚、敏銳，但視力不佳加上容易跌倒，一天二十四小時都得有人在旁照顧。如果在一般的養老院，院方必然會要求她坐輪椅，以維護安全。但她在這個新橋退休社區仍然可以走路。對她來說，走路很顯然是有風險的，但這裡的照護員知道走路的重要性，不只是對她的健康有好處（她如果坐輪椅，體力會退化得很快），甚至有益於她的感受。

蘿妲跟我說：「噢，感謝上帝，我還能自己去廁所。你也許會覺得這根本沒什麼，但你還年輕，等你老了就知道，能自己去上廁所是多麼幸福的一件事。」

她告訴我，到二月，她就滿一百歲了。

「太棒了！」我說。

她答道：「一百歲，實在很老。」

我說，我祖父活到快一百一十歲。

「天啊！」她說。

幾年前，她還住在自己的公寓。「我在那裡非常快樂。我過得很好，像一般人一樣過活，有朋友來往，還一起打牌。有一個朋友會開車，我們常相約出去玩。我真的活得很好。」接下來由於坐骨神經痛、不時跌倒，加上失去視力，她不得不住進一家養老院，跟別人共住一間房。生活作息都得依照養老院的安排，也不再能擁有自己的家具和收藏的東西，讓她感覺糟透了。院方還在她床頭上方的牆上，掛了個十字架。她說：「我是猶太人，實在不欣賞這種做法。」

她在那裡住了一年，才搬到新橋。她說：「新橋太好了，別的地方根本沒得比。」新橋和社會學家高夫曼筆下的《收容所》，可說是兩個極端。新橋社區的創立者認為，人需要隱私，也需要社群生活，因此日常生活的規律應該有彈性，並且要設法讓住在同一單位的老人家，發展互相照應的關係。蘿妲說：「在新橋這個社區，我就像住在自己家一樣。」

我在新橋社區一角，遇見七十九歲的安妮和八十六歲的蕾塔。她們跟我說，她們上星期才去看電影。那不是社區安排的團體活動，只是她們兩個人想去。她們要看的是星期四晚上在電影院放映的「王者之聲」。安妮特地戴了綠松石項鍊，蕾塔塗了腮紅和藍色眼影，穿上新衣服。安妮由於多發性硬化症，下半身癱瘓，必須坐輪椅，蕾塔則容易跌倒，要用助行器，因此有位護理助理必須隨行。她們還得多付十五美元的車資，叫一部可放輪椅的車子。但她們還是排除萬難成行了。她們說，接下來她們打算一起看「慾望城市」的ＤＶＤ。

蕾塔很調皮的問我：「你看過『格雷的五十道陰影』了嗎？」

我說，我沒看過。

她說：「真不知道綑綁和皮鞭有什麼好玩的。你知道這種玩法嗎？」

她的問題真教我招架不住。

新橋允許入住的老人養寵物，然而不像湯瑪斯醫師的伊甸園計畫那麼積極，因此這個退休社區的動物不多。但倒是常可看到孩童的身影。新橋旁邊是一所私立學校，從幼稚園到八年級的學生都有，雙方的互動很多。住在新橋的老人如果能夠走動，會去學校幫忙輔導學生或是擔任圖書館志工。如果學校教到第二次世界大戰的歷史，曾參與這場戰爭的社區老人，就可告訴孩子他們的親身經驗。學生也會到社區舉辦畫展，和老人一起慶祝節日或是表演音樂節目。五、六年級的學生也會跟老人一起上體能課。學校還會指導七、八年級的學生，與患有失智症的老人互動，並擔任老人的「小天使」。因此，在這裡常可看見老人和孩童發展出親密的情誼。有個小男孩和罹患重度阿茲海默症的老人成了忘年之交。老人甚至請他將來在自己的葬禮上致詞。

蕾塔說：「這些孩子好可愛。」她告訴我，能常常看到這些小朋友，她就心滿意足了。此外，她也很喜歡社區的課程。

「啊，我最喜歡上課了。」她正在上一門國際時事的課程，講師就是社區內一位住在獨立公寓的老人。她得知歐巴馬就任總統之後還未去過以色列，立刻寫了封電子郵件寄到白宮。

「我覺得我得告訴歐巴馬，要他別一屁股賴在總統寶座上，立刻動身去以色列。」

## 在「山波恩之家」安養天年

似乎要入住這樣的退休社區，得花一大筆錢。但我接觸的幾位住在那裡的老人，都不是有錢人。蕾塔以前是醫院病歷室管理員，她先生是中學輔導教師。安妮過去是麻州總醫院的護理師，先生從事文具買賣。蘿妲從前是會計，先生則是布商。從經濟情況來看，他們和老陸沒什麼兩樣。事實上，新橋的老人中有百分之七十已無積蓄，費用都由政府救濟金支付。

新橋與當地的猶太社區關係密切，幸賴這個社區慈善人士的資助，才能營運下去。

我發現在雪莉家附近、車程不到一個小時的地方，也有一家照護機構，儘管資源不如新橋退休社區，還是做得有聲有色。那裡叫做「山波恩之家」（Peter Sanborn Place），成立於一九八三年，是政府補助的老人公寓，共有七十三間獨立住房，可讓當地的低收入老人入住。卡森（Jacquie Carson）從一九九六年開始，就在這裡擔任管理主任，她不希望這個地方變成另一間養老院。然而眼看著入住者年紀愈來愈大，身體的毛病也愈來愈多，又不想搬到一般照護機構，她得好好想個辦法。

起先，這老人公寓只需要有人協助老人的居家生活。卡森於是透過當地的人力仲介公司雇用幾位助理，幫老人洗衣、買東西、清掃。後來，有些老人身體變得虛弱，卡森就請復健師來，給老人枴杖和助行器，教他們如何藉由運動增強體力。有些老人需要裝導管、皮膚傷口護理等涉及醫療的處置，她於是請護理師定時前來服務。居家照護仲介公司的人告訴卡森，她得把一些老人送到養老院，但卡森置之不理，索性自己成立一間居家照護仲介公司，聘用看護來照顧老人，從餵飯到送老人去看門診，包辦一切。

後來，有一位老人確診得了阿茲海默症。卡森說：「我照顧了他兩年。但他病情日益惡化，最後我們也無能為力了。」這位老人需要一天二十四小時全天候的照護，也需協助他大小便。卡森想，這已超過她能做的極限，看來不得不把他送去養老院了。幸好老人的兒子在阿茲海默症基金會服務，於是幫忙募款，讓山波恩之家得以開始雇用夜間照護員。

過了十幾年，住在這裡的七十多位老人當中，只有十三位能獨立生活，有二十五人需要餐點、購物等服務，還有三十五人需要專人照顧，有時甚至一天二十四小時都需要照護。然而，山波恩之家還是不希望變成一般的養老院或輔助生活住宅。至今，這裡仍是低收入老人公寓，只是管理者決心讓每一位老人家都能在自己的公寓、照自己的方式過日子，直到離開人世。

我遇見入住這裡的一位老婦人，名叫露絲。她告訴我，儘管她已嚴重失能，仍然可以住在一個屬於自己的地方。卡森說露絲已經八十五歲，在這個公寓住了十一年。她因鬱血性心臟衰竭和慢性肺病，需要使用氧氣面罩，且因關節炎和糖尿病的併發症，已有四年不曾走路。

「可是我可以坐著電動輪椅趴趴走！」露絲抗議道。

卡森笑著說：「親愛的露絲，你還是不能走路。」

露絲說：「好吧，我沒能走多少路。」

年老之後，有人四肢骨瘦如柴，有人則像樹幹動彈不得。露絲就像樹幹。卡森解釋說，她需要全天候的照護，此外還需要可搭配輪椅的升降機，讓她安全移動到床上或馬桶上。她的記憶力也退化了。

露絲靠著我，撒嬌說：「我的記憶力好得很呢。」我問她芳齡，她說：「我五十五歲。」跟實際年齡差了三十歲。她還記得多年前的往事，像是中學沒念完。她曾結婚，生了一個孩子，後來離婚。為了生活，她在當地一家餐館當服務生。她這輩子結過三次婚，她提到其中一人的名字。我說，說說他的事吧。

「他不會為了工作累死自己，」她說。

露絲要的不多。只要悠閒吃個早餐、聽聽收音機的音樂、跟朋友在大廳聊聊、和女兒打電話、下午能打個盹，就心滿意足了。一個星期有三、四個晚上，大家一起在圖書室看電影ＤＶＤ，她幾乎都會去。她也喜歡在星期五中午跟大夥兒外出用餐，即使必須包三層成人紙尿布，回來後還得清洗身體，依然樂此不疲。照說她有糖尿病，不宜喝酒，但她總是會點一杯瑪格麗特加冰塊，杯口不抹鹽。

卡森提到住在公寓的老人：「在這裡，他們就像住在自家社區。生活上的種種選擇，他們依然可以自己做決定。」

能做到這點，真是很不簡單。卡森發現她經常得和醫療體制對抗。只要老人送一趟急診，她和團隊的努力就可能化為烏有。送急診說多糟就有多糟，老人有可能被錯誤處置，或在推床上躺好幾個小時（床墊太薄了，老人躺久了皮膚容易受傷，因而出現褥瘡），值班醫師也可能沒打電話到山波恩之家，詢問該病人的資料或平日的照護方式。有時醫院甚至會把老人轉去復健中心；接下來，復健中心的人員會告訴老人或他們的家屬，老人再也無法回公寓了。卡森不得不和救護員及醫院打好關係，言明如果山波恩之家的老人被送去急診，請他們務必和公寓的工作人員討論照顧事宜，之後即便把老人送回山波恩之家，也無需顧慮安全問題。

即使是平常為老人看診的基層醫師，也需要教育。卡森記得有一次曾陪一位患有阿茲海默症、九十三歲的老太太去看診。

醫師說：「她住老人公寓不安全。你們得送她去養老院。」

卡森反駁道：「怎麼會不安全？我們為她準備特製床墊，我們有警報器，還有GPS定位監控系統。」老太太在山波恩之家受到的照顧可說無微不至，她的朋友都在那兒，環境她也熟悉。卡森只是希望醫師給老太太開立復健治療的醫囑。

但醫師說：「她不需要復健。她根本記不住要怎麼做。」

「她記得住！」卡森說。

「她一定得住進養老院。」

卡森跟我說：「我實在很想告訴那個醫師：『你該退休了。』」她後來跟老太太說：「沒關係，我們幫你換一位醫師。這個太老了，不能學新東西。」她對老太太的家人說：「我即使閒著沒事幹，也不想跟這種人耗。」

我問卡森，她基於什麼樣的信念，才會不斷鼓勵老人過自己的生活。她說，她的信念就是：「我們一定會想出辦法的。」

「我們會設法繞過各種障礙，」她說話的口吻就像計劃發動襲擊的將軍，「我一定會盡力去克服難關，超越限制。」

障礙有大有小，她仍在努力解決。例如，她總是想盡力幫助老人留在這兒，沒想到會有其他老人反對。他們告訴她：「某某不能住在這裡了。去年她還能玩賓果，現在連東西南北都搞不清。」

跟他們講理是講不通的。卡森於是想出一個辦法，她說：「好吧，那我們幫她找個她能去的地方。但別忘了，明年可能換你變成這樣。」這一招似乎挺有效的。

另一個問題是，公寓裡很多老人都養寵物，儘管照顧起來很辛苦，他們還是不願放棄。工作人員願意幫忙倒貓砂盆，然而狗狗大小便清理起來太麻煩，他們不肯做。最近卡森終於說服工作人員幫忙老人清理小狗的大小便，至於大型犬的問題依然無解。她說：「你得設法管理自己的狗，不能讓狗支配你。」

使老年人的人生有意義，是一個新的概念。除了顧到安全，還需要更多的想像與創意。既然常規尚未明確建立，卡森等人就自己想辦法，逐一為每位老人解決問題。

貝克特太太在一樓圖書室外和一群朋友閒聊。她已九十歲，身軀嬌小，骨瘦如柴，幾年前喪偶。她本來自己一個人住在原來的家，有一次跌倒，傷勢嚴重，被送到醫院，後來轉送到養老院。

貝克特太太說：「我的問題是走路不穩，但是沒有專門治療走路不穩的醫師。」

我問她，她是怎麼來到山波恩之家的？她告訴我她兒子韋恩的事。韋恩是她的雙胞胎兒子之一，出生時因缺氧變成腦性麻痺，走路時手腳會痙攣。他也有心智發展遲緩的問題。長大成人之後，儘管已有一點基本生活能力，但還是需要指導和監督。韋恩三十幾歲時，山波恩之家成立了，正可以提供他的需求，於是他成了第一個進住的人。至今，韋恩已在這裡住了三十幾年，貝克特太太幾乎每天都會去看他。但是自她跌倒被安置在養老院之後，就再也去不成。韋恩的認知能力也不足以走出山波恩之家去看母親。由於想不出解決辦法，貝克特太太以為此後再也見不到兒子了，非常絕望。這時，卡森靈機一動，設法把貝克特太太從養老院接過來住，讓母子倆得以在山波恩之家團圓。現在兩人住的公寓幾乎相鄰，只隔幾步路。

我在和貝克特太太說話時，發現韋恩就坐在幾公尺外的一張高背椅上喝汽水，一邊看著走來走去的人。他的助行器擺在一旁。正因為有人了解貝克特太太只有一個願望，也就是和兒子在一起，這件事甚至比她自己的命還重要，這對母子才能相聚。

難怪現在等著要進山波恩之家的候補名單已多達兩百人。卡森希望蓋更大的公寓，讓有需要的老人都能住進來。她也正在想辦法克服困難，解決資金不足和政府官僚的問題。她告訴我，這還得等等。但她不會空等，已經在籌組機動小組，以便到老人住處幫忙。她還是希望，每個人都能在一個可稱之為家的地方安養天年。

## 成為自己生命故事的作者

在這個世界上，有人能改變想像。你會發現，他們就在你意想不到的地方。此刻，在外表看來靜謐、平凡的老人住所，他們的努力已經有了成果。我實在想不到，光是麻州東部就有不少地方可讓我參觀拜訪。我花了幾個早上的時間，與「燈塔丘村落」的創辦人和成員進行訪談。這是一個由多個波士頓社區組成的合作社群，為當地住在自己家裡的老人提供水電修理、洗衣等服務。我也拜訪了幾位輔助生活住宅的管理人員，聽他們述說如何克服困難，堅守凱倫·威爾森當初創立這種老人住宅的理念。我沒見過比他們更有決心和想像力的人，他們給了我諸多啟發。我不禁感嘆，要是我太太的祖母愛麗絲·霍布森知道這些人為老人創建的居處，不管是新橋、伊甸園計畫或是山波恩之家，她的晚年就沒有那麼多的遺憾。儘管她身體日漸孱弱，如果有機會住在那樣的住宅，照她的話說，就能「活得真真切切」。

我看到的那些地方，各有不同的外貌和組成，就像動物園裡的不同動物。然而，經營管理者皆懷抱相同的目標。他們都認為，你不必因為生活無法完全自理，有時需要別人幫助，就得犧牲自主權。至於什麼樣的自主權對生活而言是最重要的，他們都有特別的見解。

有關自主權的概念有好幾種。其一就是自主權意謂自由行動——可過著完全獨立的生活，免於任何脅迫和限制。我們常可聽到有人為這樣的自由呼籲、吶喊。然而，正如在紐約上州的家鄉推動伊甸園計畫的湯瑪斯所言，他後來才了悟這是一種幻想。他和太太裘德生的五個孩子中，有兩個是嚴重殘障，終身需要照護。就像湯瑪斯醫師自己，有一天也可能因為衰老、重病或出了什麼意外，得依賴他人的協助才能活下去。每一個人都不可能獨活，都得仰賴他人，受制於我們無可控制的力量或環境。能多享有一點自由似乎比少一些自由來得好。但光是自由，無法解決所有的問題。你不能用自由來衡量你這一生的價值。正如安全並不足以成為我們生活努力的目標，自主權也是。

已故哲學大師德沃金（Ronald Dworkin）認為，自主權具有第二種且更令人信服的意義：不管我們面對什麼樣的限制與苦難，我們仍希望保有自主權，也就是當自己生命的作者——這正是人性的精髓。德沃金在一九八六年的一篇論文談到自主權：「自主權的價值……在於與之俱來的責任：自主權使我們得以為自己的人生負責，而我們的人生則是根據自己的個性、信念與興趣塑造出來的。因此，我們是自己人生的主導者，不要讓別人來主導你的人生。從這點來看，一個人會如何，就看自己怎麼做。」

我們只求能成為自己生命故事的作者。這樣的故事峰迴路轉，變化多端。在人生的歷程中，我們或許會遭遇種種無可想像的困難。我們關心的東西和欲望也會改變。不管如何，我們只想擁有「依循自己的個性和信念，來塑造自己的人生」的自由。

這也就是為何身體和心靈的背叛是最可怕的折磨，因為我們的個性與記憶將因此遭到消滅。生存的戰鬥就是為了維護生命的一致，避免今日之我與昨日之我斷絕，或是有別於自己想要成為的那種人。疾病和衰老使這場戰役變得十分艱苦。應該伸出援手的醫師、醫院或照護機構，不該使情況更糟。幸而我們總算已經進入一個比較進步的時代，愈來愈多人認為我們不該以安全為由，限制他人的選擇，而應擴展更多的選擇，讓人覺得人生是值得活的。

## 「綠屋」不像讓人沮喪的養老院

老陸就快住進北安多福一家養老院，加入一群被當成幼兒般對待、緊張兮兮的老人，綁在輪椅上度日。這時雪莉的表哥告訴她，雀爾喜市新開了一家佛羅倫斯老人樂活中心，她該去看看。因為開車過去要不了多少時間，雪莉就計劃和老爸一起去參觀。

一踏進那個地方，接待人員提到的一件事，馬上讓老陸喜出望外，但雪莉幾乎沒注意到。那人說，這裡所有的房間都是單人房，而老陸看過的養老院都得和別人同住一間房。老陸最怕的就是失去隱私。他喜歡獨處，要是不能擁有自己的房間，他想他一定會發瘋。

老陸告訴我：「我太太常說我孤僻。其實，我只是喜歡一個人靜靜做自己的事。」

所以當他聽說老人樂活中心都是單人房，不可置信的說：「這不是真的吧！」參觀才開始，他心意已決。

接著，接待人員帶他們四處參觀。他們來到一棟叫做「綠屋」的房子。老陸不知道這房子是做什麼的。他只曉得，這房子和他看過的養老院完全不同。

我問他：「你覺得那裡像什麼地方？」

他說：「像一個家。」

此地正是湯瑪斯醫師的心血結晶。伊甸園計畫實行之後，他依然不滿足。儘管他沒錢，還是具有創業精神。他和太太裘德已設立一個非營利組織，把伊甸園計畫的理念宣揚到幾百所養老院。之後，又成立一個名為「先驅者網絡」（Pioneer Network）的協會，把有志於改善老人照護的人集結起來。湯瑪斯並沒有為特別的模式背書，只是提倡老人照護的文化不應被醫療宰制，該有所變革。

二〇〇〇年左右，湯瑪斯有了新點子。他想從打地基開始，為老人建造適合他們居住的房子，而不是像他在新柏林推動的伊甸園計畫，由內而外去推動改革。他說，他想蓋的房子叫做「綠屋」，他的綠屋計畫就像「披著狼皮的羊」——在主管機關看來必須像養老院，才能申請政府補助，費用也才不會超過一般養老院。但他們的綠屋必須有先進的科技和設備，以幫助嚴重失能的老人。同時，這地方必須讓老人及家屬和工作人員感覺像是一個家，而不是照護機構。他在非營利機構強生基金會（Robert Wood Johnson Foundation）的資助下，與一家已經實行伊甸園計畫、想要擴展規模的養老院合作，在密西西比州的土佩羅市建立第一間綠屋。不久，強生基金會就推動全美國的綠屋複製計畫，在全美二十五個州興建了超過一百五十棟綠屋。老陸在佛羅倫斯老人樂活中心看到的綠屋，就是其中之一。

湯瑪斯在土佩羅市蓋的第一間綠屋只能住十二個人；而佛羅倫斯樂活中心的綠屋則有六層樓高。儘管如此，所有的綠屋都是依湯瑪斯的理想興建的。每一間綠屋都不大，頂多只能住十二個人。以佛羅倫斯樂活中心為例，每一層樓分成兩邊，每邊各有一間綠屋，各住十個人左右。綠屋設計溫馨、舒適，裡頭有一般的家具，客廳有壁爐，大餐桌上擺滿了家常菜，前門有門鈴。這裡的特點是食物、家居布置和友善的氣氛，希望入住者能夠感覺生活自在、豐富而有趣。

這樣的環境和氣氛非常吸引老陸，因為一點都不像讓人沮喪的養老院。老陸搬進來之後，更是深深喜歡上這裡的生活方式。他想幾點睡就幾點睡，什麼時候醒來，也隨他高興。他沒想到能有這樣的自由。如果是在一般養老院，早上七點照護員就開始出動，幫每個人洗澡、穿衣，抱上輪椅，再把他們推去領藥或集體用餐。大多數的養老院都是如此（包括湯瑪斯初試身手的崔斯護理之家）。為了效率，照護員必須讓老人在開飯前先坐好等著，以配合廚房人員供膳；必須先把老人推到指定地點集合，以配合協調員進行活動；必須協助老人及時離開房間，方便清潔人員進去清掃……。管理者擬定日程表、分派責任時，心裡想的無非就是效率。

湯瑪斯翻轉了這種模式，把掌控權從管理者那裡，交給第一線的照護員。照護員有如管家，負責照顧幾位老人，打點他們生活所需，幫他們煮飯、清理環境（如果要給老人吃藥，則請護理師出馬）。因此，照護員和老人之間有很多時間相處，常一起聊天、吃飯、打牌等。對老陸這樣的人來說，照護員就像伊凡・伊里奇的忠僕蓋爾西姆，是他們的良伴。

老陸對陪伴他的人沒什麼要求。有一位女性工作人員每次看到他，都會大大擁抱他一下。老陸對雪莉說，他好喜歡和人有這樣的接觸。以前，幾乎沒有人碰他。每個星期二和星期四的下午，他會去樓下的咖啡店和他的朋友大衛一起打牌。大衛本是雪莉雇來陪伴老陸的，自從老陸搬來佛羅倫斯中心，他就改到這裡來陪他。老陸甚至教會住在另一層樓的鄰居打牌。那鄰居因中風而癱瘓，有時會去老陸房間跟他打牌。照護員會幫那鄰居拿牌，需要時，老陸也會幫忙，他會克制自己，不偷看他的牌。有幾天下午，雪莉會帶著老陸的愛犬來探望他。

即使白天和晚上常獨自一人，老陸也過得很快樂。早餐過後，他會在自己的房間看電視。他說，他得看看這個社會又有什麼亂七八糟的事。

「我喜歡看政治新聞和政論節目。就像看連續劇一樣，每天都有新的劇情。」我問，他都看哪一臺，福斯嗎？「我不看那臺，我看微軟全國廣播臺。」

「微軟全國廣播臺？你是自由派的嗎？」

他笑道：「沒錯。如果吸血鬼德古拉宣稱他是民主黨人，我這一票會投給他。」

之後，照護員會陪他在室內走走，天氣好的話，也會到外面散步。這對他來說是件很重要的事。他之前住在輔助生活住宅的最後幾個月，工作人員非要他坐輪椅不可，說他常會昏倒，走路太危險了。但他說：「我就是討厭輪椅。」

佛羅倫斯中心的人則任由他不坐輪椅，自己承擔風險，只用助行器。老陸說：「能堅持這點，我感到很驕傲。」

中午，老陸會在綠屋裡的大餐桌跟其他同伴一起吃飯。下午，如果沒打牌，也沒別的活動，他通常會閱讀。他訂了《國家地理》雜誌和《新聞週刊》，也很喜歡看書，最近剛看完一本勒德倫（電影「神鬼認證」原著作者）寫的驚悚小說，準備開始讀一本描述西班牙無敵艦隊遭擊沉的歷史書。

有時，他會打開他的戴爾電腦看 YouTube 影片。我問，他喜歡看哪些影片。他舉了個例子。

他說：「我已經很久、很久沒去中國了。」應該自第二次世界大戰結束後，再也沒去過。「所以，我想去成都看看。成都是世界上最古老的城市，已有幾千年的歷史。我在大戰時期曾駐守那裡。因此，我打開電腦，搜尋『成都』。我馬上可從螢幕神遊成都的一切。你知道那裡也有猶太教會堂嗎？而且到處可見到。我就這樣逛遍成都各地。時間很快就溜走了，快得你無法想像。」

晚上，吃完飯後，老陸會在床上躺一下，戴耳機聽電腦播放的音樂。「我喜歡寂靜的夜晚。這裡靜得讓人驚訝。我都聽輕音樂。」他打開電腦上的潘朵拉音樂電臺，聽輕鬆的爵士樂曲、班尼．古德曼的曲子或西班牙音樂。反正想聽什麼，就聽什麼。他說：「然後，躺在床上，沉思默想。」

## 什麼樣的人生才是值得活的？

有一次，我去看老陸，問他：「你覺得什麼樣的人生才是值得活的？」

他停頓了半晌，思考答案。

「有時，我會覺得我差不多該走了，或許在我低潮的時候，常會這麼想，」他說：「我覺得活到這個年紀已經夠了。我會去煩雪莉。我跟她說，你可知道，在非洲，等你老了，沒有生產力，別人就會送你到叢林，讓你被野獸吃掉。她認為我瘋了。我說：『我沒瘋。我沒有任何生產力，只會浪費政府的錢。』

「我每隔一段時間就會這樣。之後，我會對自己說：『人生不就是這樣？順其自然吧。如果上帝還要你活著，你又能如何？』」

我們在廚房旁邊的客廳聊天，兩側都是落地窗。夏日將盡，白花花的陽光映射進來，暖洋洋的。從窗外望去，雀爾喜市在我們腳下，遠方則是波士頓港的布洛德灣，海天一色的美景盡在眼底。我和老陸已不知不覺聊了將近兩個小時。就我記憶所及，這是我第一次不怕自己有一天會變得跟他一樣老。老陸已經九十四歲，風燭殘年的他，牙齒像傾倒的石頭，一顆顆不見了，他的每個關節都在痛。他已失去了兒子，妻子也死了。

不管要去那裡，都得仰賴腳墊像黃色網球的助行器。有時，他會像是脫了線似的，忘了自己講到哪裡。但很顯然的，現在的生活方式讓他覺得，在這個世界上他還是有一個屬於自己的地方，而這裡的人也都樂見他能好好活著。

有老陸的例子擺在眼前，你我垂垂老矣之時，說不定也願意這麼過。

我們一生要忍受的，不只是疾病與衰老的折磨，還有被隔絕的恐懼。如果一個人意識到來日無多，他要的其實並不多。他不需要財富，也不追逐權力，只希望能繼續塑造自己的人生，自己做決定，並與其他人維繫良好關係。在現代社會，我們以為身體衰弱和依賴他人會讓我們失去自主權。但我從老陸及其他人的遭遇，如露絲、安妮、蕾塔等人，知道我們仍然可能保有自主權。

老陸說：「我不擔心未來。我相信因緣果報。生死輪迴的一切現象，都有因果關係，不是我能阻止的。我知道我的時日已經不多。那又如何？我這一輩子已經沒有遺憾。」

# 第六章

# 放手

醫療干預是永無止盡的……

除了身陷積極治療的迷思，我們到底能否找到出路？

我有一些病人年紀很大，就像老陸等人。在我為他們的未來設想之前，我從未離開外科診療室，看看他們過的生活。但在我看到老人照護的變革之後，突然想到，這樣的改變對醫療現況，包括我的外科門診，會帶來什麼樣的影響。我了悟到一點：不論因年老或疾病使人體能與心智能力衰退，為了讓這樣的人日子過得好些，我們應該抑制治療的衝動，不要動不動就想要利用醫學手段去干預、修補和控制。我們不難理解，這樣的觀念對我每天看到的那些面臨死亡威脅的病人來說有多重要，不論他們年輕或年老。難的是：何時應該出手干預，何時則該放手？

莎拉．蒙諾波利是年僅三十四歲的孕婦，才要生第一胎，我們醫院的醫師卻發現她將不久於人世。莎拉起先出現咳嗽的問題，還有背痛。胸部X光檢查顯現她左肺塌陷，胸腔內有積水。醫師用一根長針抽吸積水出來化驗。結果不是如大家猜想的感染，而是肺癌，且已擴散到胸壁內層。莎拉已懷孕三十九週，開立積水化驗的是產科醫師，她得知檢驗結果後，將噩耗告知莎拉和她先生里奇，以及莎拉的父母，但沒提到預後會如何。關於這點，她打算請腫瘤科醫師來解釋。莎拉萬分錯愕。她母親一聽到這個消息就淚如雨下，因為她的摯友最近才死於肺癌。

醫師希望盡快治療，因此必須先幫莎拉催生。莎拉得知自己得了肺癌是在六月一個星期一。天氣有點熱，她和里奇坐在產房外頭的靜謐陽臺上。她握著里奇的手，努力消化剛剛聽到的消息。她從不抽菸，也不曾和抽菸的人同住，而且經常運動，注意營養。她和先生都無法相信她會得肺癌。里奇告訴她：「沒關係，我們一定會安然度過的。這的確是很難的考驗，但我們總會克服的。醫生一定會找到有效的治療方法。」然而，從現在開始，他們要考量的，不只是莎拉的病，還有一個即將呱呱落地的新生兒。

里奇回憶道：「我和莎拉四目相接，接著說：『不管如何，明天我們的小寶寶就要出生了。這一天，我們要把癌症拋到九霄雲外，好好為小寶寶的誕生慶祝。』」星期二，晚上八點五十五分，薇薇安・蒙諾波利出生了，重達三千四百公克，健康情況良好。小寶寶有一頭棕色捲髮，就像她母親。

莎拉分娩翌日，醫師隨即為她進行血液檢驗和身體掃描檢查。為她診治的腫瘤科醫師是馬寇（Paul Marcoux）。他和莎拉及她的家人討論剛到手的報告。馬寇醫師說，莎拉罹患的是非小細胞肺癌，癌細胞從她的左肺開始生長。我們不知道像莎拉這樣不抽菸的年輕孕婦為什麼會罹癌。據統計，肺癌病人中，百分之十五以上是非吸菸者——這個比例遠超過一般人所想。莎拉的肺癌屬於晚期，已轉移到胸腔多個淋巴結，波及胸壁內層，已無法以手術治療，但能選擇接受化療或標靶治療。得舒緩（erlotinib）這類標靶藥物主要攻擊的目標就是使癌細胞活化的上皮生長因子受體。得肺癌的女性非吸菸者，很多都有上皮細胞生長因子基因突變，因此接受這種標靶藥物治療之後，大約有百分之八十五的人反應良好。馬寇醫師說：「這樣的反應可能是長期的，得以阻止癌細胞繼續生長。」

像是「反應良好」和「長期」這樣的字眼，可以為面對可怕現實的病人及家屬帶來安慰。但肺癌發展到這個階段，已無治癒的可能。即使是接受化療，平均存活時間也只有一年。然而，身為莎拉的主治醫師，現在指出這個事實似乎太殘忍，而且無濟於事。薇薇安躺在病床旁的搖籃裡。每一個人都盡量表現出樂觀的樣子。莎拉和里奇後來對來訪的社工人員說，他們已經不管存活率，希望把焦點放在「積極因應」上。

莎拉使用得舒緩這種標靶藥物之後，臉上起了很多紅疹，很癢，而且覺得累到人都迷迷糊糊的。醫師用針插入她的胸腔引流胸水，可是胸水不停蓄積，不得不一再穿刺、引流。於是胸腔外科醫師為莎拉安裝永久性的胸水引流管。莎拉只要胸水蓄積、呼吸不順，就可轉動連接引流管的三方活栓，讓胸水沿著引流管流入引流瓶中。在她分娩完三個星期之後，由於肺栓塞發作，呼吸困難，再度住院。肺栓塞是因血栓脫落，使肺動脈幾乎完全阻塞，有致命的危險。此疾常見於癌症病人。因此，醫師給莎拉抗凝血劑，防止血栓形成。接下來，檢驗結果顯示，她的腫瘤細胞並非上皮細胞生長因子基因突變的結果，因此使用得舒緩無法出現預期的療效。當馬寇醫師告訴莎拉，標靶藥物對她無效時，莎拉的身體出現幾近狂猛的生理反應，話才說了一半，就突然腹痛如絞，衝到廁所狂瀉。

接下來，馬寇醫師建議採取比較傳統的化療，也就是使用佳鉑帝（Carboplatin）和紫杉醇（paclitaxel）這兩種藥物。但莎拉對紫杉醇出現嚴重過敏反應，馬寇於是把紫杉醇換成健擇（Gemcitabine）。他說，接受這種療法的病人，一般來說也有不錯的效果。

莎拉的父母搬來跟他們同住，幫忙照應。那年夏天，除了去醫院接受化療，莎拉幾乎都待在家裡。她很享受當媽媽的喜悅，也努力過正常生活。

十月，莎拉接受電腦斷層掃描，發現癌細胞已從左胸和胸腔淋巴結快速擴散。一整個夏天的化療宣告失敗。醫師於是鼓勵她改用愛寧達（Pemetrexed）再試試看。根據研究報告，某些肺癌病人使用此藥後，生命得以大幅延長。其實，只有少數病人得到這樣的好處。平均而言，這種化療藥物只能使病人多活兩個月——也就是存活期間從十一個月延長到十三個月，而且這些病人不同於莎拉，他們在第一線化療藥物治療之下，已有反應。

莎拉努力吞下所有的挫敗，忍受藥物的副作用。她天性開朗，也希望能一直保持樂觀。但她的身體日益虛弱，全身無力而且呼吸急促。不到幾個月，她好像老了幾十歲。十一月，她已經無法從醫院停車場走到馬寇醫師的診間。里奇必須用輪椅推她過去。

感恩節的前幾天，莎拉又接受一次電腦斷層掃描。結果顯示，她用的第三種化療藥物愛寧達也沒有起作用。癌細胞已經從左胸擴散到右胸、肝臟、腹腔內層和脊椎。她的日子已經不多了。

## 抵擋死神的腳步，代價高昂

就莎拉的故事來看，這一刻，正是我們前面提到的「難題」出現的時刻，這是在醫學昌明的現代，每個人都可能碰到的：我們希望莎拉和她的醫師怎麼做？換言之，萬一你得了癌症且已出現轉移，或是得了重症，已到難以醫治的地步，你希望醫師怎麼做？

近年來，有鑑於醫療費用不斷攀升，人們開始關心這個議題。醫療費用的高漲已為大多數先進國家帶來沉重的長期經濟壓力，而沒有治癒希望的重症又得消耗一大部分的醫療費用。以美國而言，醫療保險支出中，有百分之二十五用於百分之五的病人——這些病人只剩一年的生命，但他們臨終前幾個月耗費的醫療支出尤其龐大，而且幾無明顯效益。表面上看來，美國似乎特別願意照顧這些臨終的病人，事實上未必如此，那是因為其他國家資料有限的關係。像荷蘭和瑞士等有資料可供查詢的國家，結果是和美國差不多的。

某些疾病的醫療費用經常出現一種特定模式。癌症就是最好的例子。癌症最初治療費用高昂，然而順利的話，之後的支出逐漸減少。二〇一一年的一項研究就發現，乳癌病人在確診的第一年，平均治療費用約二萬八千美元，包括最初的診斷檢查、手術以及必要的放射線治療和化療。之後，一年的費用下降到二千美元左右。然而，癌末病人的治療費用則呈U字型，在生命末期費用又會飆升。例如轉移性乳癌病人生命的最後一年，醫療費用平均為九萬四千美元。

我們的醫療系統善於抵擋死神的腳步，代價往往是一個月一萬二千美元的化療、一天四千美元的加護病房費用，以及每小時七千美元的手術。但是最終死亡依然降臨，幾乎沒有人知道何時該停止無謂的治療。

最近，我去加護病房看一位病人。值班的加護病房主治醫師，是我自大學時期就認識的朋友。她以絕望的口吻對我說：「這裡就像是個死亡倉庫。」她說，這個病房總共收治十位病人，或許只有兩位有希望活著出院。有一位將近八十歲的老太太就是很典型的瀕死病人，她的鬱血性心臟衰竭已無治癒可能，這三個星期以來，已兩度住進加護病房，在藥物的作用下沉睡，身上幾乎所有的孔洞都已插上管子，還有幾個是人工造口。

另一位七十歲的婦人是癌症病人，癌細胞已轉移到肺部、骨頭，還有在癌症末期才會出現的真菌性肺炎。雖然她已放棄積極治療，但她的腫瘤科醫師要她再拚一下，目前她正使用人工呼吸器，並接受抗生素治療。

還有一位病人是八十幾歲的老太太，因末期呼吸衰竭和腎臟衰竭，已在加護病房躺了兩個星期。她丈夫生前被病魔折磨了很久，做了氣切，一直靠鼻胃管餵食。她說，她不要像她丈夫那樣苦，希望早點得到解脫。但她的孩子不肯讓她走得灑脫一點，堅持繼續積極治療，於是醫師替她做了永久性的氣切、一樣插上鼻胃管，還裝上洗腎管。現在她已離不開幫浦，意識時有時無。

這些躺在加護病房的病人幾乎都知道，他們的生命已快終結，只是心理上還沒準備好，不知如何走完這最後一程。不只是病人有這樣的感覺，病人家屬和醫師也是如此。我朋友說：「我們現在會跟病人深談，討論生命末期的一切。在此之前，病人幾乎很少跟家人或醫師討論這點。問題是，現在討論已經太遲了。」

二〇〇八年，美國的國家「癌症因應」計畫（Coping with Cancer）發表了一項研究，顯示癌末病人若在臨終前的一個星期，靠人工呼吸器維生、接受電擊去顫、胸部按壓、或在死前住進加護病房，生活品質比不上沒接受這些醫療處置的病人。此外，那些在臨終前接受積極救治的病人，在他們死亡六個月後，照顧他們的家屬，與對照組相比，罹患重度憂鬱症的可能性高達三倍。

看來，在疾病末期住進加護病房，對大多數的人來說都是痛苦的經驗。你躺在病房上，身上的管子與人工呼吸器相連，你的每個器官逐一衰竭，幾乎陷入譫妄，不知道自己永遠不可能走出這個燈光永遠明亮的地方。死亡往往來得突然，讓你沒有機會跟親愛的人道別，沒能說一句：「沒關係」、「對不起」或是「我愛你」。

得了重病的人，除了希望再活久一點，還有其他願望。研究發現，他們最希望的包括避免痛苦、加強與親友的關係、頭腦清楚、別成為他人的負擔，以及希望此生圓滿，可以走得無憾。可惜，以目前的醫療照護而論，這些目標實在難以達成，且須付出昂貴代價，而這些代價並不只是醫療照護的費用。因此，問題不是我們如何負擔這龐大的花費，而是如何建立一個能滿足病人末期生命目標的醫療照護體系？

## 不知如何善終

古早時代，死亡往往驟然而降，教人措手不及。雖然有些病症的病程會拖很久，像肺結核就是個經典的例子，在無現代醫療干預之下，無法及早診斷，也就不能利用治療來延長生命，等發現疾病時已威脅到性命，往往只剩幾天或幾個星期可活。

我們可以翻開歷史，看看現代以前的美國總統是如何喪命的。一七九九年十二月十三日，開國元勳華盛頓在家發現喉嚨發炎，第二天就一命嗚呼。第六任總統亞當斯、第十三任總統菲爾莫爾、第十七任總統約翰遜，都在中風後兩天內死亡。其他幾位則在得病後，被病魔折磨一番，才撒手人寰：門羅與傑克遜都是死於可怕的肺結核；葛蘭特罹患口腔癌，一年後不治。但是，正如臨終研究學者林恩（Joanne Lynn）所言，人遭受重大疾病威脅的經驗，和歷經惡劣天候有相似之處——也就是來得突然，事先幾乎毫無預警，要不是逃過一劫，就是送上性命。

在古代，臨終總會伴隨一套儀式，很多人都會依循《死亡的藝術》（*Ars Moriendi*）之類的指引。此書在一四一五年出版，以拉丁文印行，之後在歐洲再版了一百次以上。有人認為，我們應該要堅毅的接受死亡，沒有懼色，也不該流於自憐自艾。除了懇求上帝赦免我們的罪，應該一無所求。《死亡的藝術》教我們堅定信仰、為罪過懺悔、捨棄財物和世俗的願望，也告訴家屬如何向臨終者提問以及為他們禱告，讓他們得以安然離世。臨終者的遺言應予以尊重。

現在，迅速致人於死的疾病已不多見。對大多數人而言，如果得了重病，一般都會積極接受診治。經過一段時間的努力，病情一再惡化，實在無可抵擋病魔的腳步，死亡才會降臨，如癌症末期、失智症、巴金森症、漸進性的器官衰竭（通常先是心臟，接著是肺、腎、肝等器官的衰竭），或是年邁多病到無法治療的地步。在這些例子當中，死亡是必然的，只是不知何時到來。每一個人都在與未知搏鬥，不知道自己何時輸掉這場生命之戰，更不知如何接受慘敗的事實。至於遺言，似乎很多人都沒能留下。科技固然能夠在我們失去知覺和心智的情況下，勉強讓我們的器官繼續運作，醫學卻無法準確判定一個人是否即將死亡。那麼，我們又如何能顧及臨終者的想法或心願？

我曾為一位六十幾歲的女病人開刀，她因腸阻塞、結腸破裂，致使胸部和腹部劇痛，同時又引發心肌梗塞、敗血性休克和腎衰竭。我緊急為她手術，切除壞死的結腸，為她做結腸造口術。心臟外科醫師用支架撐開她的冠狀動脈。我們幫她洗腎，裝置人工呼吸器，並以靜脈輸液給予營養。她的情況總算穩定下來。然而，過了半個月，她卻未好轉。敗血性休克使她心臟和呼吸衰竭，她的腳還出現了乾性壞疽，到必須截肢的地步。她的腹部還有一個很大的開放性傷口，腸子裡的東西會不斷滲漏出來，必須連續幾個星期每天更換兩次敷料和清洗，傷口才可能慢慢癒合。她無法進食，而且需要氣切。由於她的腎臟已完全失去功能，有生之年每個星期有三天，都需要洗腎。

她沒結婚，也沒小孩。我和她的妹妹在加護病房的家屬休息室，討論是否要為她截肢和做氣切。

「她是不是快死了？」她妹妹問道。

我無法回答這個問題。其實，我連何謂「瀕臨死亡」也不是很清楚。由於幾十年來醫學科技的進展，這幾百年來有關垂死判定的醫療經驗、傳統和語言皆已過時，而我們也面臨一個新的難題，亦即不知如何善終。

## 安寧療護提供了讓人安然離世的新理想

春天，一個星期五的早晨，我和本院安寧療護計畫的護理師莎拉·柯麗德（Sarah Creed）一起去探望病人。關於安寧療護，我所知不多，只知道是提供末期病人「緩和醫療」。雖然有些醫院有安寧療護病房，但現在病人通常都選擇居家療護。由於我有一位病人希望申請安寧療護，我得先為病人寫一張證明書，聲明這位病人只剩不到半年的存活時間。據我所知，很少病人選擇安寧療護，會做這樣決定的病人往往明白大限已到。他們必須在文件上簽字，表明知道自己的疾病已是末期，打算放棄所有的積極醫療。在我的想像中，安寧療護無非是躺在床上打嗎啡點滴。我不知道負責安寧療護的護理師必須到病人家中訪視，直到這個寧靜的早晨，我跟隨棕髮藍眼的柯麗德，到波士頓麥特潘地區，去按黎依．考克斯的住處門鈴。柯麗德以前是加護病房護理師，她的脖子上掛著聽診器。

柯麗德進門時跟病人打招呼：「嗨！黎依！」

黎依說：「你好，莎拉。」

黎依．考克斯現年七十二歲。本來肺纖維化嚴重，幾年前心肌梗塞，導致鬱血性心臟衰竭，這幾年身體衰退得厲害。醫師曾試著用類固醇為她治療，但沒有效果。她進出醫院多次，一次比一次糟。最後，她搬到姪女住的地方，在她家接受居家安寧療護。她必須使用氧氣面罩，大多數的日常活動都沒辦法做。雖然她能應門，但得拖著長達九公尺的氧氣管。才走幾步，她已氣喘吁吁。她站著休息一會兒，噘著嘴唇，胸部起伏。

柯麗德小心攙扶考克斯太太，到廚房坐在餐椅上，問她最近如何。接著，針對末期病人會遭遇的狀況，問了一連串的問題：是否會疼痛？胃口如何？會口渴嗎？睡得好嗎？有沒有意識混亂的問題？會不會焦慮或躁動不安？現在會更喘嗎？會不會胸痛或心悸？肚子會不舒服嗎？會不會便祕？小便還好嗎？走動的情況呢？

她的確有新的問題。她說，光是從臥室走到浴室，她至少得花五分鐘，才喘得過氣來。這種情況讓她害怕。她也會胸痛。柯麗德從醫用包取出血壓計。她說，考克斯太太的血壓還算正常，但心跳速率過快。柯麗德用聽診器聽病人的胸腔，發現她心音頻率正常，而肺部不但有肺纖維化微細的卡嗒聲，還出現新的咻咻聲。此外，她的膝關節因積液過多而腫脹。柯麗德請她把藥盒子拿出來，發現心臟藥物已經吃完。接著檢查氧氣設備。考克斯太太帶我們到臥房。她的床鋪整理得很整齊。裝有液態氧的氧氣瓶就放在床腳邊，裡頭還有氧，使用起來沒問題。然而柯麗德發現她吸入治療用的噴霧器壞了。

心臟藥物已經吃完，加上噴霧器壞了，難怪她喘得這麼厲害。柯麗德打電話連絡藥房，藥師說考克斯太太的藥早已備妥，只是她沒去拿。於是柯麗德打電話給考克斯太太的姪女，請她下班回家的時候去藥房拿藥。她也連絡噴霧器供應商，請他們當天以急件處理好。

接著，柯麗德和考克斯太太在廚房聊了一下。考克斯太太的精神不太好。柯麗德握著她的手，說道，加油，不管什麼問題，都可以解決的。柯麗德安慰她說，其實她過得不錯啊，儘管出門必須帶著可攜式氧氣筒，前一個週末，還是由姪女陪著去採購，也到美容院染了頭髮。

我問考克斯太太她過去的生活。她說，她曾在波士頓一家製造收音機的工廠工作。她和先生有兩個小孩，現在已有好幾個孫子了。

接著，我問她為何選擇安寧療護。她神情沮喪的說：「胸腔科和心臟科醫師都說，他們幫不上忙了。」我提出這種讓病人難過的問題，柯麗德瞪了我一眼。

考克斯太太開始敘述衰老的種種考驗，加上一堆難纏的疾病，她知道自己已不久於人世。「我姪女和她先生這麼照顧我，我實在很幸運。只是這裡終究不是我自己的家，因此我常覺得打擾到別人。」老人獨立生活慣了後，總是難以適應兩代或三代同堂的日子，這又是一例。

在我們告別之前，柯麗德擁抱她，再次提醒她：「如果一直覺得胸痛，知道該怎麼做嗎？」

「我會含一顆耐絞寧。」她指的是胸悶、胸痛時含的硝化甘油舌下錠，以舒緩胸痛的症狀。

「然後呢？」

「打電話給你。」

「電話號碼呢？」

柯麗德指的是安寧療護服務的二十四小時緊急連絡電話。電話號碼已貼在考克斯太太的電話機旁邊。

我們告辭後，我跟柯麗德說，像她這樣的安寧療護人員，似乎在努力延長考克斯太太的生命。病人不是已經選擇安寧療護了，為什麼還要這麼做？安寧療護的目的不是順其自然、不要任何醫療干預嗎？

柯麗德說：「這不是安寧療護的目的。」她解釋說，標準醫療和安寧療護的差別不是在於治療的有無，而是優先次序的考量不同。一般醫療的目的是利用各種治療手段，如手術、化療、加護病房治療等，來延長生命，即使必須犧牲生活品質也不得不如此，為的就是讓病人活得久一點。然而安寧療護團隊裡的護理師、醫師、牧師或其他神職人員、社工努力的目標，則是讓末期病人盡可能過得舒服一點——就像養老院改革者對嚴重失能老人的照顧。對末期病人而言，他們最大的希望莫過於減少疼痛與不適、保持頭腦清楚，甚至有時和家人出去走走。能否再活得久一點，已不是病人最主要的考量。考克斯太太會選擇安寧療護，主要是因為醫師認為她或許只能再活幾個星期。儘管如此，自考克斯太太接受安寧療護以來，在團隊支持下，已過了一年。

對任何人來說，安寧療護都不是容易的選擇。此外，病人會感覺安寧療護的護理師介入的時間點很奇怪。雖然他們知道得了重病，來日已不多，但還沒有到瀕臨死亡的地步。柯麗德說：「在考慮接受安寧療護的病人當中，只有四分之一的人能接受自己不久於人世的事實。」她說她最初接觸安寧療護的病人時，很多都覺得他們被醫師放棄了。她告訴我：「百分之九十九的病人都了解他們來日無多，但是百分之百的病人都希望自己不會那麼快死，他們仍想擊敗病魔。」第一次去病人家訪視總會遭遇許多困難，但她漸漸知道如何克服。「病人可能在五秒內喜歡你、信賴你，就看你怎麼做。例如，你如何自我介紹。我不會一開始就跟病人說：『對不起。』我通常這麼說：『我是負責安寧療護的護理師。我的工作是盡力協助你，讓你過得好一點。因為時間有限，我們就開始吧。』」

我們離開考克斯太太的住處之後，要訪視的病人是大衛．高樂維。柯麗德見到他時，就是這麼自我介紹的。大衛現年四十二歲，他和太太夏倫都任職於波士頓消防隊，他們有個三歲大的女兒。大衛得了胰臟癌且已轉移。他的腹部上方已長滿腫瘤。過去幾個月，他因為疼痛難忍，多次住院。最近一次住院是在一個星期前，醫師發現腫瘤已使他的腸子穿孔，連暫時修補都難。醫療團隊利用靜脈輸液給他營養，然後提出兩個方案供他選擇：一是住進加護病房，另一則是居家安寧療護。他選擇後者。

柯麗德對我說：「要是我們能早一點介入就好了。」在大衛出院剛回家時，她和負責安寧療護的醫師裘安娜．諾瓦克（JoAnne Nowak）評估他只能再活幾天。大衛眼神空洞，呼吸困難，下半身水腫嚴重，已到潰瘍、滲水的地步。他腹部劇痛，幾乎陷入譫妄狂亂。

她們先幫大衛安裝自控式止痛幫浦，讓他在劇痛難忍時按下按鈕，就可增加止痛劑的劑量。她們也幫忙安排運送一張電動病床到大衛的家，讓他可以半躺半坐著睡。她們也教夏倫如何幫大衛保持身體清潔，使他的皮膚免於受到褥瘡之害，以及如何處理一些緊急狀況。柯麗德告訴我，她的工作還包括衡量家屬的照顧能力。她發現夏倫很能幹，決心好好照顧自己的先生直到最後。或許因為她也是消防隊員，比一般人更有韌性和能力。夏倫說，她不想請看護，自己可以處理一切，如打點滴、換床單等，如果需要其他家人的幫忙，她也會去連絡。

柯麗德已請聯邦快遞從醫院送一個療護包過來，存放在大衛床頭的小冰箱。療護包裡頭有一劑嗎啡針劑，供病人劇痛到無法控制或呼吸困難時使用，還有對抗焦慮的藥物安定文（Ativan）、止吐劑止吐能（Compazine）和治療譫妄的好度（Haldol）、退燒用的泰諾（Tylenol），還有減少上呼吸道分泌物、以免呼吸道阻塞的阿托平（Atropine）注射劑。這些都可能在臨終時派上用場。真要出現這些問題時，夏倫可以撥打安寧療護服務專線，二十四小時都有護理師接聽電話，指導家屬怎麼做。如有必要，護理師也會趕到病人家幫忙。

大衛和夏倫晚上終於可以在自己的家入睡，一覺到天亮。柯麗德或另一位護理師每天都會來看他，有時一天兩次。那個星期，夏倫共打了三次服務專線，詢問劇烈疼痛和幻覺的因應辦法。幾天後，他們甚至可以出門，去他們最喜愛的一家餐廳吃飯。儘管大衛吃不下，但能坐在那裡，沉浸於美好的回憶之中，他們已心滿意足。

夏倫說，對她而言，最難的就是必須停止每天二公升的靜脈營養輸液滴注。雖然這是大衛唯一的卡路里來源，但安寧療護團隊說，大衛的身體似乎無法吸收營養，輸注這麼多的葡萄糖、蛋白質和脂肪，只會讓他的皮膚腫脹得更厲害，呼吸也會變得更困難。他們只能好好把握當下。夏倫擔心，如此一來大衛會活活餓死，因此反對。然而，在我們訪視的前一晚，她和大衛討論之後，決定停止營養輸注。第二天早上，大衛身體水腫的情況大幅改善，比較能動，也覺得舒服多了。他甚至吃了幾口東西，以享受食物的滋味。夏倫這才釋懷，不後悔做了這個決定。

我們進門時，大衛剛洗完澡，要回到床上。他穿著拖鞋，手搭在夏倫肩上，拖著沉重的步伐，一步步往前走。

夏倫說：「他最喜歡沖久久的熱水澡，如果可以的話，他願意住在淋浴間。」

大衛穿著乾淨的睡衣，坐在床邊，等呼吸平順下來。柯麗德跟他說話時，他女兒愛希莉一下子跑出房間，一下子又跑進來。她綁著一頭珠子髮辮，抱著一堆絨毛玩具，放在她爸爸的大腿上。

「如果最厲害的疼痛是十分，最輕微是一分，你現在的疼痛呢？」柯麗德問道。

「六分吧，」他說。

「你按了止痛幫浦的按鈕嗎？」

他久久不語，最後才說：「我不想用。」

「為什麼？」柯麗德問道。

「我覺得按了這按鈕，等於是投降，」他說。

「投降？」

「我不希望上癮，我不想靠這東西，」他解釋說。

柯麗德在大衛前面蹲下身子，跟他說：「大衛，這樣的劇痛不靠藥物是不行的。這種疼痛沒有任何人可以忍受。這不是投降。你老婆和女兒都那麼漂亮，在劇痛之下，你如何能享受跟她們相處的時光？」

「你說得沒錯，」大衛說。愛希莉拿一隻小馬過來給他。他看著她，就在這一刻按下按鈕。

一個星期後，大衛在家安然離世，家人都在身旁。再過一個星期，考克斯太太也走了。在此之前，考克斯太太毅力驚人，不向疾病認輸。一天早上，家人發現她心跳突然停止，於是依照她先前所言，打電話到急難救護勤務中心求救，而非召喚安寧療護的護理師前來。急診技術員、救護員和警察隨即衝到她的住處。他們扯開她的衣服，按壓她的胸腔，並插入一條管子至她的呼吸道，把氧氣灌到肺部，看她的心臟能不能再度跳動。只是對末期病人而言，這樣的急救很少奏效，這次也沒能把考克斯太太救回來。

安寧療護嘗試提供一種讓人安然離世的新理想。雖然並不是人人都接受安寧療護的那套做法，但只要有一些人能接受，已經有助於我們商討出現代版的「死亡的藝術」。

然而，這麼做等於是一場抗爭，要對抗的不只是臨終的折磨，還有似乎難以阻止的醫學干預。

## 死亡是一個難以啟齒的議題

感恩節前夕，莎拉、里奇以及莎拉的母親道恩．湯瑪斯，一起和馬寇醫師討論接下來要怎麼做。至此，莎拉已接受了三個回合的化療，然而效果非常有限。在這死亡迫近之時，馬寇醫師想知道，莎拉最想要的是什麼，以及如何幫助她達成這些心願。但他發現，莎拉和她家人只希望談接下來要怎麼治療，一點也不想觸及死亡的議題。

後來，在莎拉過世之後，我與莎拉的先生和父母深談。他們說，莎拉很清楚自己的病是無法治好的。在確診和生產之後的那個星期，她就曾和他們提到她希望女兒在何種教養之下長大成人。她也跟家人說過好幾次，她不想死在醫院，希望能在自己的家安詳離開人世。儘管如此，在病魔加快腳步、死亡逼近之時，她母親說，我們還是不願意討論如何死亡。

莎拉的父親蓋瑞和莎拉的雙胞胎妹妹愛蜜麗，仍對治好莎拉懷抱希望。他們認為醫師不夠盡力。蓋瑞說：「我不相信現在已到了無計可施的地步。」對里奇而言，莎拉的病瓦解了他們的美好人生：「我們有了小寶寶。我們還這麼年輕。為什麼會這樣？太詭異了吧？我們驚愕不已。我們一心求生，不曾討論過放棄治療。」

馬寇醫師衡量當時討論的氣氛。至於肺癌的治療，他已有近二十年的經驗，也聽過許多家屬說過這樣的話。他平靜的面對這一切，態度和話語讓人信賴。他和一般明尼蘇達人一樣，不願與人衝突，也不喜歡與人過度親暱。他希望根據科學來做決定。

馬寇醫師告訴我：「我知道我的肺癌病人大都難逃一死。」根據研究報告，若第二線化療藥物失效，即使再接受進一步的治療，也很難延長存活時間，多半只是增加副作用帶來的痛苦。不過，馬寇醫師也有他的期望。

他告訴莎拉的家人，儘管他們可選擇「支持性安寧療護」，但也可嘗試實驗療法。他說，有幾種實驗藥物正在進行人體試驗。最有希望的是輝瑞藥廠研發的一種新藥，此藥主要是針對莎拉癌細胞發生的一種突變。莎拉和她的家人立刻把希望寄託在這種藥物上。然而，這種藥物才剛研發出來，甚至尚未命名，只有一個研究編號 PF0231006。儘管如此，這家人猶如看到一線曙光。

但是關於這種新藥，仍有一些問題還沒解決，例如研究人員仍不知安全劑量為何。

此藥還在臨床試驗的第一階段，也就是要測試出多大的劑量會有毒性，而不是此藥究竟有無療效。此外，實驗室人員在培養皿中試驗莎拉的癌細胞對這種藥物的反應，發現無任何效果。但對馬寇醫師而言，這些都只是負面消息，還不算是關鍵性的障礙。最大的考驗其實是這次新藥的臨床試驗受試者名單，已把莎拉排除在外，因為莎拉在夏天曾出現肺栓塞。如要參加新藥臨床試驗，她至少得再等兩個月。

馬寇醫師建議莎拉再試一次傳統化療看看，這次使用的是可毒殺癌細胞的半合成化療藥物溫諾平（Vinorelbine）。感恩節過後的那個星期一，莎拉即開始接受治療。

此時，值得暫停一下，好好想想事情發展的過程。莎拉按部就班完成第四回合的化療，然而要改變這樣的肺癌進程，可能性微乎其微，副作用卻很大。她也就失去了好好走完最後一程的機會。會演變到這個地步，完全是因為病人和家屬心裡還沒準備好，無法正視疾病的現實。其實，這種情況很常見。

我詢問馬寇醫師，肺癌末期病人第一次去找他時，他希望能達成什麼樣的目標。他說：「我總是想，我能否讓他們再好好活個一、兩年？這是我自己的期待。就我的經驗而言，像莎拉這樣的病人，存活時間甚至可能再延長個三年到四年。」但這不是病人想要聽到的。「他們總是想再多活一、二十年。你會一再聽到這樣的希望。說實在的，如果我是病人，我也會這麼想。」

你會想，醫師必然能指引癌末病人安然通過險惡的淺灘，然而他們至少會碰到兩大障礙。首先，醫師的觀點可能不夠實際。社會學家克里斯塔奇斯（Nicholas Christakis）在問卷調查中，請診治過五百位癌末病人的醫師預估，病人還能活多久，接著對病人做追蹤研究。克里斯塔奇斯發現：百分之六十三的醫師高估了病人的存活時間，而且高估的時間達百分之五百三十；只有百分之十七的醫師低估。此外，醫師對病人愈熟稔，愈容易估計錯誤。

其次，醫師會避免說出悲觀的預言。研究顯示，如果病人得的是無可治癒的癌症，醫師通常會據實以告，但不願明確說出預後的情況。百分之四十以上的腫瘤科醫師承認說，他們提供給病人的治療可能是無效的。然而，今天病醫關係日趨緊張，正如零售業的格言「顧客永遠是對的」，沒有一位醫師願意潑病人冷水。醫師總是擔心自己的想法過於悲觀，死亡更是一個難以啟齒的議題，沉重得教人難以面對。如果你有位病人就像莎拉，你如何告訴她放棄治療、準備死亡？避免和病人討論死亡的醫師不只是馬寇，說實話，我也一樣。

初夏，莎拉接受正子斷層造影，發現除了肺癌，她還有甲狀腺癌，而且癌細胞已擴散到頸部的淋巴結。腫瘤科會診我，要我決定是否為莎拉開刀。莎拉的甲狀腺癌其實與肺癌不相干，而且是可以開刀的。但甲狀腺癌病程發展緩慢，多年之後才會致命。在莎拉的甲狀腺癌造成威脅之前，肺癌必然早已終結她的性命。由於甲狀腺癌手術能做的有限，加上潛在的副作用不少，最好的做法就是靜觀其變。然而，如果我要向莎拉解釋這一切，我不得不觸及她不久將死於肺癌的事實。此時，我還不知道該怎麼說才好。

莎拉來到我的診間，坐在我面前。甲狀腺癌的出現似乎並未讓她陷入沮喪。她看來意志堅定。她讀了一些文章，知道甲狀腺癌治療成效良好，因而滿懷信心。因此，她已準備好了，想要跟我討論手術時間。我不由得被她的樂觀感染，甚至懷疑自己原來的想法：萬一我錯了呢？說不定她就是那種可以熬過轉移性肺癌的奇蹟病人？我如何能袖手旁觀，不積極治療她的甲狀腺癌？

我採取迂迴策略，先不討論手術時間的事。我告訴莎拉，關於她的甲狀腺癌，由於進展緩慢而且是可以治療的，她不必太擔心。目前，最重要的是肺癌的治療，不要因為甲狀腺癌手術而受到影響。我們會密切注意甲狀腺癌的進展，如有必要，會在未來的幾個月內為她手術。

她每六個星期會來一次我的門診。我發現她變得愈來愈虛弱。她坐著輪椅前來，露出微笑，化了淡妝，瀏海用髮夾夾起來。她發現有些小事很好笑，像是她身上的導管會使洋裝突出一塊。她說，她已經準備好了，願意嘗試任何療法。我則專注在肺癌新藥試驗的消息。她接受化療之後，甲狀腺腫瘤似乎縮小了一點。我說，也許有一種實驗療法能同時對付她的肺癌和甲狀腺癌——當然，這只是我的幻想。談論幻想果然比就事論事容易多了，讓人比較不會情緒化，也比較不會有誤解。

## 生命之火即將熄滅時

莎拉在肺癌和化療的夾擊之下，漸漸形銷骨毀。她大部分時間都在睡覺，幾乎無法出門。根據十二月以來的診療紀錄，她的問題包括呼吸急促、乾嘔、咳血以及疲倦無力。除了胸腔的胸水引流管，每隔一、兩個星期，她還得接受腹部穿刺，以引流腹水，以免腫瘤造成的腹水太多，對身體產生巨大壓力。

十二月，莎拉接受電腦斷層掃描，顯示癌細胞除了攻占肺部，也擴散到脊椎和肝臟。一月，我為她診治時，她一動就覺得不舒服，只能緩慢移動。她的下半身腫脹到皮膚緊繃。因為上氣不接下氣，每說一句話就得中斷好幾次。到了二月的第一個星期，她仍在家休養，但需要氧氣面罩才能呼吸。自她上次肺栓塞以來，已經六、七個月，她已經有資格接受輝瑞的肺癌新藥試驗了。不過，在此之前，她必須接受造影掃描，確認狀況得以接受新藥的治療試驗。但經過掃描之後，醫師又發現癌細胞已擴散到她的腦部，九顆直徑超過一公分的惡性腫瘤，散布於她的左右兩個大腦半球。由於輝瑞這種新藥無法穿過血腦屏障，將無法為莎拉帶來任何療效。

然而，莎拉、她的家人與醫療團隊仍在戰鬥模式之中。不到二十四小時，莎拉就到放射線治療室報到，準備接受全腦放射線治療，以阻止癌細胞繼續擴散。二月十二日，莎拉完成了為期五天的放射線治療，但身體變得極度衰弱，幾乎無法下床，也吃不下東西。自秋天以來，她已瘦了十一公斤。她跟里奇說，最近兩個月來，她不管看什麼東西都會出現兩個影像，而且她的手已失去觸覺。

「怎麼到現在才告訴我？」他問莎拉。

她說：「我不希望停止治療，我要是說出來，醫師可能會就此住手。」

放射線治療完成後，我們讓她休息半個月恢復體力，之後再來嘗試另一種實驗中的化療新藥。這是一家小型生物科技公司研發的藥品，我們預定從二月二十五日開始讓她使用。雖然她的機會正在急遽消失，但誰能說她的機會是零？

一九八五年，古生物學家古爾德（Stephen Jay Gould）發表了一篇非凡的文章，題為〈小心別上了中位數的當〉。三年前，古爾德得了腹間皮瘤。這是一種罕見而且致命的癌症，通常是因接觸了石綿所致。確診後，他去醫學圖書館查閱有關此症的最新科學文獻。他寫道：「文獻寫得再清楚不過了：間皮瘤是一種不可能治癒的惡性腫瘤，自發現開始，平均存活時間的中位數只有八個月。」這真是讓人心碎的消息。接著，他開始研究病人存活時間的分布曲線。

古爾德是自然學家，當然不會只看中位數，而是會特別去注意變異。他果然發現其中有很大的變異：並非所有的病人都集中在存活時間的中位數，事實上大多數的病人都分布在曲線的兩端。此外，整個曲線的右邊是很明顯的長尾，表示有些病人的存活時間可達很多年，遠遠超過八個月的中位數。這樣的曲線帶給他很大的安慰。他想像自己就像那些處於長尾的病人，還能活很久。

果然，古爾德在接受手術和實驗中的化療新藥治療之後，又活了二十年，直到六十一歲，也就是二〇〇二年，才死於肺癌，而且這肺癌與他原來罹患的腹間皮癌一點關係也沒有。

古爾德在一九八五年發表的那篇文章寫道：「依我之見，把接受死亡看成是保有尊嚴，似乎有點像在追求流行。當然，我贊同《傳道書》裡說的，愛有時，生有時——在我的生命之火即將熄滅時，我的確希望能用自己的方法平靜面對。然而，就大多數的情況而言，我寧可用戰鬥的觀點來看死亡。死亡就是我的頭號敵人。因此，我不會責怪那些拚命抵禦死亡的人。」

每次，我碰到一位末期病人，總會想起古爾德以及他在病後發表的那篇文章。不管機會多麼渺茫，長尾總是可能的。為什麼不給病人這樣的希望？雖然這種想法沒什麼不對，但我們還是得為比較可能發生的情況做好準備。

問題是，我們的醫療體系和文化都太重視這樣的長尾。我們有如用數兆元打造了令人眩目的華廈，再發放摸彩券給每一位病人。然而能中大獎的病人寥寥無幾，絕大多數損龜的病人該怎麼辦？希望不等於計畫，而我們能給病人的只是虛無縹渺的希望，還把這樣的希望當作治療計畫。

## 那一天遲早會來

莎拉沒有中大獎，奇蹟沒有出現。在死亡迫近之時，她和家人都措手不及。里奇後來告訴我：「我一直想要滿足她的要求，也就是讓她在家中安然離去。但我想，我們做不到。我真的不知道該怎麼做。」

二月二十二日星期五早上，在莎拉進行新一回合化療的前三天，里奇醒來時，發現莎拉坐在他身旁。她雙手往前，眼睛張得斗大，好像喘不過氣來的樣子。她面如死灰，呼吸急速，一張開嘴巴呼吸，身體就會跟著起伏。她看起來就像快要溺斃了。里奇打開氧氣，讓氧氣通到她的鼻管，但她還是一樣難受。

「我——沒——辦——法——」她每說一個字就得停頓一下：「我——很——害——怕。」

他們家的冰箱沒有緊急醫療包。他也無法打電話給安寧療護的護理師。他完全不知道莎拉這樣的情況能否改善。

里奇對莎拉說，我們去醫院吧。他問莎拉，我開車送你去，好嗎？莎拉搖搖頭。於是，他打電話叫救護車，然後去隔壁房間叫莎拉的母親。幾分鐘後，他們聽到救護車的警笛聲。救護員從樓梯蜂擁而上，進入臥房，把莎拉抬上擔架送進救護車。莎拉的母親擔心得哭了出來。

里奇安慰丈母娘說：「沒關係，情況應該可以控制住。」他告訴自己，這不過只是一次急診。醫師一定會找出問題，設法解決。

到了醫院，醫師診斷莎拉得了肺炎。然而，她的家人都覺得不解，因為他們已經盡全力避免莎拉受到感染。他們都把手洗得很乾淨，謝絕親友帶小孩上門探病，如果寶寶有點流鼻涕，他們就不讓莎拉和寶寶在一起。然而，莎拉已接受多次的放射線治療和化學治療，加上癌細胞在她體內搞破壞，她的免疫系統幾乎已不堪一擊，呼吸道系統也無法自動清除分泌物。

從另一方面來看，肺炎這個診斷反倒教人鬆了一口氣，畢竟這只是感染，容易解決。醫療團隊用點滴注射的方式給莎拉抗生素治療，給她使用氧氣面罩，且把氧氣調到高流量。她的家人都圍繞在病榻旁，希望抗生素能奏效。他們對彼此說，這是可以解決的問題。但是那晚和翌日清晨，莎拉又覺得呼吸困難。

莎拉的父母親在一旁看著她。她的雙胞胎妹妹對她說：「我想不出可說給你聽的笑話。」

莎拉喃喃的說：「我也是。」後來，莎拉的家人才知道，這就是她死前說的最後一句話。之後，她再也無法言語，意識時有時無。此時，醫療團隊只能幫她插管、裝上人工呼吸器。莎拉是個鬥士，不是嗎？鬥士的下一關考驗就是加護病房。

## 臨終懇談是一種「實驗新藥」

這是一齣已經上演過幾百萬次的現代悲劇。我們無從得知，生命這綑絲線的盡頭在哪裡，只能想像我們還有很多時間，我們有奮戰的本能，我們會一直奮戰到靜脈充滿化療藥物、喉嚨插上管子，皮膚布滿縫線，直到死亡。我們無法察覺自己還剩多少時間，即使奮戰讓生命縮短，身體也變得更加虛弱，我們也在所不惜。我們想像：我們可以等到醫師正式宣告束手無策的那一刻。

然而，醫療干預是永無止盡的。醫師給你注射的化療藥劑可能只有毒害，而沒有任何效益。腫瘤可用手術切除，再長出來就再切。如果你不能進食，那就用鼻胃管灌食。兵來將擋，水來土掩，醫師總有辦法可以因應。我們希望有所選擇，但做選擇的人往往不是我們自己。其實，我們常無法自己做選擇。我們會不斷回到原始的心理設定，也就是採取行動，修補缺損，去除障礙。然而，除了身陷積極治療的迷思，我們到底能否找到出路？

有一派人士認為，這個問題和金錢的考量有關。如果積極治療所需的一大筆錢，不是由醫療保險公司或政府來支出，而是末期病人要自掏腰包，或許就會考慮選擇安寧療護。如果只能多活幾個月，癌症末期病人願意花八萬美元買藥嗎？心臟衰竭末期病人可願意掏出五萬美元購買心臟去顫器？

然而，這樣的辯論忽略了一個重要因素：選擇如此積極治療的病人心裡想的，可不是多活幾個月，他們往往認為自己還能再活好幾年；甚至心想，自己要是能中醫療樂透大獎，就可擺脫疾病與死亡的威脅。再者，在今天的自由市場，要說有什麼是我們非常想買，或希望政府能提供的，無非就是「保證」了——保證哪天我們需要做出這類選擇時，不必擔心費用問題。

如此一來，關鍵就在資源的「分配」。這是一個非常敏感的議題，讓很多人都感到不安。對市場而言，唯一的解決辦法就是率直的分配，譬如引發出諸多爭議的「死亡委員會」。很多人都批評這個委員會只會削減老人的健保資源，扼殺貧病老人的生存權。從上個世紀九〇年代開始，保險公司就曾針對末期病例，挑戰醫師和病人治療上所做的決定，結果踢到了大鐵板，就此作罷。讓保險公司吃不了兜著走的是一位名叫妮琳．符克思（Nelene Fox）的病人。

妮琳來自加州南部的德美古拉市，一九九一年醫師診斷出她得了轉移性的乳癌。那年，她才三十八歲。手術和傳統化療失敗後，癌細胞擴散到她的脊髓。至此，她的乳癌已至末期。南加大醫師提出一項大膽的新療法供她考慮，也就是高劑量的化療加上骨髓移植。對妮琳而言，這是她最後的生存希望。

然而，她投保的健康網醫療保險公司（Health Net）在術前審查時，就拒絕給付這些費用。該公司所持理由為：妮琳使用的化療藥物尚在實驗階段，無法證明確有療效，依照保險條款規定，不予給付。健康網要她去一家獨立的醫學中心尋求第二意見。妮琳不願配合——他們有什麼權利要她去尋求第二意見？他們不能就此扼殺她的生存希望。後來，她透過慈善募款，獲得二十一萬二千美元的醫藥費，不足的部分由她自付，只是為時已晚。她在完成治療八個月後死亡。她的先生以背信、違背合約和蓄意造成精神損害為由，對健康網提出訴訟，結果獲得勝訴。陪審團判定保險公司不但有上列疏失，加上懲罰性賠款，總計應賠償原告八千九百萬美元。聯邦健保單位「健康維護組織」（HMO）的主管向來殺人不眨眼，動不動就大砍醫療給付。然而妮琳這個案例出現之後，共有十個州強制醫療保險公司必須給付乳癌病人骨髓移植的費用。

事實上，保險網不予給付的理由是對的。研究顯示，乳癌病人接受這樣的療法並沒有效益，甚至會使存活時間縮短。只是陪審團的判決已撼動了全美國的醫療保險公司。即使到了疾病末期，如果有人膽敢質疑醫師或病人積極治療不對，無異於政治自殺。

二〇〇四年，安泰保險公司決定用另一種方式設法解決問題。這家保險業者非但沒有減少末期病人可以選擇的治療項目，反而增加安寧療護這個選項。安泰發現有少數被保險人決定停止積極治療，選擇安寧療護服務，而且並非到了瀕臨死亡邊緣時，才做出這樣的決定。安泰於是推動一項實驗：被保險人如預期存活時間少於一年，不但可選擇安寧療護，如要接受其他治療方式也可。因此，像莎拉這樣的病人，除了可以繼續在醫院接受化療和放射線治療，安寧療護團隊也會到她家給予關心和協助，滿足她的需要。比如在她因得了肺炎而無法呼吸的那個早上，就可請求安寧療護護理師前去幫忙。

研究人員針對安泰這樣的「並行照護計畫」追蹤調查了兩年，發現參與這項計畫的病人接受安寧療護服務的意願大增：從百分之二十六增加為百分之七十。這也難怪，畢竟病人什麼都不願放棄。令人驚異的是，這些病人送急診的次數減半。此外，在醫院接受治療和住進加護病房的比例，下降的幅度甚至超出三分之二。醫療費用總支出也減少了將近四分之一。

為什麼會有這樣驚人的結果？為了解開這個謎，安泰施行了一項比較保守的並行照護計畫，而且擴大範圍，讓更多末期病人得以加入。依照一向以來的規定，病人必須放棄積極治療，才可選擇安寧療護。但是在此計畫中，病人不管做什麼樣的選擇，都會接到緩和醫療護理師的電話，告知會定期去他們家中探訪，協助他們控制疼痛或預立生前遺囑。結果，選擇安寧療護的病人驟增，已占參與計畫人數的百分之七十，這些病人之後也很少到醫院求助。在年老的病人中，住進加護病房的人甚至減少了百分之八十五以上。病人對醫療服務的滿意度也大幅提高。這到底是怎麼回事？這項計畫的領導人說，他們只是派知識豐富的資深護理師去病人家裡，了解病人的日常需求、並為他們釋疑。只不過是動動嘴，似乎這樣就夠了。

這樣的解釋似乎有點難以讓人信服，但近年來已出現愈來愈多的支持證據。參與國家「癌症因應」計畫一項研究的癌末病人中，有三分之二儘管存活時間只剩四個月，仍未曾與醫師討論臨終照護的目標。其餘三分之一則與醫師討論過，而且很少人願意接受心肺復甦術、裝人工呼吸器或住進加護病房；這些病人也絕大部分都申請了安寧療護服務。結果他們受到的痛苦較少，活動力較佳，與他人的互動較好、也活了較長的時日。此外，這些病人死亡六個月後，家屬也比較不會飽受重度憂鬱症的困擾。換言之，能與醫師深談臨終選擇的病人，比較能安然離世，不致有失控之感，家人所受的痛苦也比較少。

麻州總醫院在二〇一〇年進行的一項研究，甚至有更驚人的發現。研究人員將莎拉那樣第四期肺癌的一百五十一位病人，隨機分成兩組，給予不同的治療。其中一組接受一般腫瘤治療；另一組除了一般腫瘤治療，還加上緩和醫療專業人員的訪視。這些專業人員努力為病人解決疼痛等不適，而且他們只是訪視與協助，不必判斷病人是否已瀕臨死亡。如果病人病情嚴重而且複雜，緩和醫療專業人員會協助他們解決種種問題。如果病人情況惡化，就會和病人談他們想要達成的目標、和他們覺得最重要的事。結果，接受這樣協助的病人，通常很快就決定停止化療，會提早接受安寧療護，在臨終之時，也比較不覺得痛苦——存活時間更增加了百分之二十五。換言之，在這時積極治療的干預反倒有害，徒增病人的痛苦。如果臨終懇談是一種實驗新藥，食品暨藥物管理局應該趕快核准，讓這種新藥上市，造福世人。

申請安寧療護的病人，結果一樣讓人驚奇。我本來跟很多人一樣，認為安寧療護的病人放棄醫院的積極治療，利用高劑量的麻醉止痛劑來對抗疼痛，會較快死亡。然而，已有多項研究發現並非如此。在其中一項研究中，研究人員追蹤了四千四百九十三位加入聯邦醫療保險的癌末或鬱血性心衰竭末期病人。如果是得了乳癌、前列腺癌或結腸癌的病人，存活期間與是否接受安寧療護無大差別。但是在另一些情況之下，接受安寧療護的病人生存期間反而延長了，如胰臟癌病人平均多活了三週、肺癌病人多活了六週，而鬱血性心衰竭的病人多活了三個月。

這樣的發現似乎頗有禪學意味：不執著於生，活得更久。

## 拉克羅斯郡的奇蹟

只不過是和病人坐下來討論，真的就能達到這種效果嗎？讓我們看看威斯康辛州的拉克羅斯郡。此地老年居民的臨終醫療費用低得出奇。根據聯邦醫療保險資料，這裡居民死前六個月的住院天數，只有其他地區居民的一半，而且醫師或病人看來並未提早放棄治療。雖然拉克羅斯郡居民體重過重和抽菸的比率，和其他地區居民差不多，但預期壽命卻比全美人民平均多了一年。

我去岡德森路德醫院（Gundersen Lutheran Hospital）拜訪重症加護醫學主治醫師湯普森（Gregory Thompson）那晚，他正在醫院的加護病房值班。於是，我和他一起看病人名單。這些病人乍看之下，和我們在任何一間加護病房看到的病人無大差別，都已病重或病危。我看到一位年輕女病人，因嚴重肺炎致使多重器官衰竭，還有一位六十幾歲的男病人，由於結腸破裂引發致命感染和心肌梗塞。然而，這裡和我服務醫院的加護病房完全不一樣：沒有一位病人是因為轉移性癌症、心臟衰竭或失智症已達末期，而在奮力拚搏。

湯普森醫師說，如果你要了解拉克羅斯郡，那就得回到一九九一年。那時，當地的醫學中心領導人發起了一項大規模的運動，要求醫護人員和病人討論臨終醫療意願。不到幾年，拉克羅斯郡每一位病人在住進醫院、養老院或輔助生活住宅之時，都得和醫護人員坐下來談，在這些懇談經驗豐富的人員協助之下，完成問卷填寫。問卷上最重要的四個問題如下，請病人根據當下的情況回答：

**一、如果你的心臟停止跳動，你願意接受心肺復甦術嗎？**
**二、你是否願意接受插管或裝置人工呼吸器等積極治療？**
**三、你願意接受抗生素治療嗎？**
**四、如果你無法進食，是否願意插鼻胃管或接受靜脈營養輸液滴注？**

到了一九九六年，拉克羅斯郡死亡的居民中，有百分之八十五生前都填寫了這樣的醫療照護意向書，讓醫師知道他們願意接受哪些治療，並依據他們的意願來做。起先填寫意向書的人只有百分之十五。湯普森醫師說，這個系統建立起來之後，他的工作就容易多了。然而，這不是因為加護病房有詳細的醫療規則可供依循，而是可以依照病人的意願而行。

湯普森醫師告訴我：「不過這些並不是死板的規定。」不管病人在照護意向書明白寫下「是」或「否」，其中還是會有些細微的差異，而且很複雜。「儘管如此，在病人進入加護病房之時，已用不著為一些決定苦惱，該做什麼已有一個可依循的方向。」

至於病人針對照護意向書上的問題所做的答案，也有可能因為住院時，情況不同而有改變，例如是住院生產或是因阿茲海默症出現併發症。在拉克羅斯郡，照護意向書代表的是病人比較願意說出自己想要什麼、不要什麼，以免醫師因為病人意願不明或失去意識，必須請親人代為決定，使親人陷入煎熬和恐懼。湯普森醫師說：「就算病人意願不明，家屬也比較願意和醫師討論。」

這種討論是為了明瞭對病人來說，最重要的事情為何。由於拉克羅斯郡的醫師與病人或病人家屬有機會討論，臨終醫療費用才會降到全美國平均值的一半。這件事可說既簡單，又複雜。

## 對病人而言，目前最重要的是什麼？

一個冬天的星期六早上，我去病房看我前一晚開刀的一位女病人。她本來由婦科醫師幫她開卵巢囊腫切除術，但開到一半，醫師發現她有結腸癌且已轉移，於是請我去開刀房幫忙。我切除了病人長在結腸的那一大團腫瘤，然而因為癌細胞已經擴散，很多部位都有腫瘤，無法全部切除乾淨。我進到病房，向她自我介紹。她跟我說，住院醫師已告訴她腫瘤的事，以及結腸的一部分已經切除。

我說，是的。我解釋說「發生腫瘤最主要的部分」已經切除，我也描述切除的腸子有多少，也提到術後恢復的問題；但是我沒告訴她，她體內還有多少腫瘤。接下來，我想起我面對莎拉的膽怯。我就像研究報告裡描述的醫師那樣拐彎抹角，無法對病人坦述一切。她要我再告訴她多一點腫瘤的情況。我於是解釋說，她的癌細胞不只是擴散到卵巢，淋巴結也遭到波及。我說，腫瘤太多，我無法把所有的腫瘤切除乾淨。不過，我隨即避重就輕，急忙說道：「我會請腫瘤科醫師來幫你看看。就這種情況而言，化療應該很有效果。」

病人盯著身上的毛毯，安靜的吸收這些訊息。之後，抬起頭來，問我：「我是不是快死了？」

我不禁畏縮，連忙答道：「不是，不是，當然不是。」

幾天後，我再試著向她解釋：「你的病，雖然目前看來無法治癒，但是接受化療之後，病情也許可以長久控制住。」我說，我們會努力「延長你的生命」。

自從她接受化療之後，不斷到我門診接受追蹤檢查，至今已過了好幾年。她的情況很不錯。直到目前為止，癌細胞的生長都受到控制。有一次，我問她和她先生是否還記得我們最初見面時說的話。顯然，他們覺得我當時說的話很刺耳。她說：「你當時提到『延長生命』，這種話……」她在這裡打住，以免顯得苛刻。

「這種話很魯莽，」她先生還是說了。

「是的，這種話實在很殘酷，」她跟著說，然後說她那時感覺就像被我推下斷崖。

於是，我向本院安寧療護醫師蘇珊．布洛克（Susan Block）請教。她是這個領域的先驅，訓練了許多醫師和護理師，教他們如何協助病人及家屬處理臨終事宜。關於和病人討論臨終或末期病症的種種敏感問題，她非常有經驗。布洛克醫師告訴我：「你必須了解，和病人及家屬談話就像手術那樣複雜，需要相當的技巧。」

此外，醫師在概念上常犯一個基本錯誤。對大多數的醫師而言，有關末期疾病的討論，主要目標是了解病人想要什麼，例如他們是否想要接受化療，是否願意接受心肺復甦術，願不願意接受安寧療護等。布洛克說，醫師最常犯的錯誤，就是把焦點放在事實和選擇上。

布洛克醫師解釋說：「其實，我們最主要的任務應該是，幫助病人對抗排山倒海而來的焦慮——關於死亡的焦慮、害怕痛苦的焦慮、因為擔心所愛的人而焦慮，以及財務問題帶來的焦慮。病人擔心很多，他們的恐懼也很真切。」這些問題並不是光靠一次會談，就可全部解決。要病人接受自己即將死亡的事實，清楚了解醫學的極限與可能性，是個漫長的過程，不會有頓悟這種事。

布洛克醫師說，要帶臨終病人歷經這個過程，並非只有一條路可走，只是要照規則來。你坐下來跟病人好好談，不要急。你不是要和病人一起決定該採用X療法或Y療法。你要了解的是，在目前的情況下，對病人而言，最重要的是什麼。如此一來，你才可以提供病人和家屬所需的資訊和建議，讓病人得以達成心願。在這個過程中，聆聽和述說一樣重要，如果你發現多半都是自己在說，那你肯定說太多了。

你要注意自己的遣詞用字。根據緩和醫療專科醫師的經驗，你最好別說：「很遺憾會變成這樣。」病人聽到這樣的話，可能會覺得你在疏遠他們。你可以說：「我希望事情能往不同的方向發展。」千萬別說：「如果你快死了，你可有什麼心願？」你可以說：「如果生命有限，對你而言，最重要的是什麼？」

在和病人討論決定前，布洛克醫師把她想要問病人的問題，全部列在一張清單上。例如：病人是否了解自己的預後情況；病人最擔心哪些事；是否願意為了某一個目的讓步或犧牲；如果健康情況繼續惡化，希望過什麼樣的生活；以及如果自己無法做決定，誰將代替他做決定？

## 了解病人真正的期望

十年前，蘇珊．布洛克醫師的父親傑克．布洛克住進舊金山一家醫院。傑克那年七十四歲，是加州大學柏克萊分校心理系的榮譽教授。醫師發現傑克的頸部脊髓長了一顆腫瘤。蘇珊立刻坐飛機去看父親。神經外科醫師說，即使為傑克切除頸脊髓腫瘤，他頸部以下全身癱瘓的機率仍有百分之二十，但是如果不接受此手術，四肢癱瘓的機率則為百分之一百。

手術的前一晚，父女一起在病房閒話家常，聊朋友、家人，不去想明天要面對的手術，然後蘇珊向父親道別。車行至海灣大橋，蘇珊突然想起：「天啊，我根本不知道爸爸真正的意願。」傑克之前已請女兒做他的醫療代理人，但他們只是泛泛的聊了一下，沒觸及問題核心。於是，蘇珊趕緊調頭回到醫院。

蘇珊說：「再回醫院實在尷尬。」縱使她是精於臨終討論的安寧療護醫師，面對自己的父親，一樣不知該從何說起。「我只得硬著頭皮問我爸。」她還是一一完成清單上的問題。她對父親說：「我必須了解你願意接受哪些治療，以及什麼樣的生活是你可以忍受的。」儘管心痛，她仍必須探問父親的心願。只是她沒想到父親會給她這麼一個答案：「如果我還能吃巧克力冰淇淋，以及坐在電視前看足球賽，我就願意活下去，願意忍受一切的痛苦活下去。」

蘇珊說：「我真的沒想到我父親會這麼說。他已是榮譽教授。就我有記憶以來，他不曾看過一場足球賽。吃冰淇淋、看球賽——這好像不是我父親會做的事。」但她父親說的那句話，成了她後來做決定的關鍵。術後，他父親脊髓出血。外科醫師告訴她，為了救她父親的性命，他們必須再把她父親推回開刀房。脊髓出血幾乎已使她父親四肢癱瘓，未來恐怕必須長期或永久面對重度殘障的生活。她怎麼決定？

「我只有三分鐘可做決定。我突然了解，父親自己已經做了決定。」蘇珊問外科醫師，如果她父親能活下來，是否能吃冰淇淋、以及坐在電視前看足球賽。外科醫師說，沒問題。因此，她決定讓父親回到開刀房。

她告訴我：「要是沒能跟我父親好好談，我的直覺反應就是讓父親走，我不要他受那麼大的苦。如果我那麼做，就完了。我會永遠責怪自己，是否太快放棄了？」然而，如果她讓父親再度接受手術，雖然可保住性命，但術後可能要面對一年辛苦的復健與失能的挑戰，她說：「讓父親受那樣的苦，我一定也會滿心愧疚。但做決定的不是我。」她父親自己已經做了決定。

在接下來的兩年，她父親慢慢恢復到能步行一小段距離的地步。他需要看護幫他洗澡、穿衣，也有吞嚥困難，不容易進食。但他的心智和過去一樣犀利，而且能夠寫字，只是比較吃力；他還完成了兩部著作，而且發表了十幾篇科學論文。手術後他又活了十年。

最後，吞嚥困難讓他一吃東西就會因吸入食物顆粒而嗆到，結果引發肺炎，使得他經常得在醫院和復健中心之間來來去去。但他清楚交代，他不要插鼻胃管。最後他心知肚明，完全康復對他而言是個奢望。他要是等到康復再回家，那就永遠回不去了。就在我求教於蘇珊的幾個月前，她父親決定不再奮戰，打算回家終老。

蘇珊說：「我們為他安排居家安寧療護。我們設法讓他吃東西不會嗆到，盡量讓他覺得舒服一點。最後，他不再進食，也不喝水。五天後就過世了。」

## 需要「突破性的討論」

在我們面臨醫療關鍵時刻，都必須像蘇珊・布洛克和她父親一樣，要好好談談，比如化療沒有效果時、需要在家使用氧氣時、面對高風險手術時、肝臟衰竭日益嚴重時，或是我們無法自己穿衣服時。瑞典醫師稱這樣的對話為「突破性的討論」，也就是透過一連串的對話，來發現何時該停止為存活時間奮戰，轉而專注於病人最重視的事情上，例如：和家人相處、旅行或是好好享受巧克力冰淇淋。很少人有機會進行這樣的談話，因為每一個人都害怕面對如此敏感的話題。這樣的討論可能會引發激動的情緒，病人可能會暴怒或不知如何是好。如果處理不當，談到撕破臉，更可能影響醫師與病人之間的信任。想要處理得好，真的需要時間。

有位腫瘤科醫師曾告訴我，她最近為一位二十九歲的病人診治。這位年輕病人的腦部腫瘤已到無法開刀的地步，儘管已接受第二線化療藥物的治療，腫瘤依然持續增長。

雖然病人不想再接受進一步的化療，但要做出這樣的決定，仍需要花很多時間跟病人懇談。腫瘤科醫師說，她先單獨和這年輕病人談。他們一起回顧這段病史，考量目前能有的選擇。腫瘤科醫師坦白告知，她當了這麼久的醫師，像他這樣的腦部腫瘤，即便用第三線的化療藥物，她也不曾看過有明顯反應的。她研究了一些實驗療法，發現也沒有值得一試的。雖然她願意讓他繼續接受下一回合的化療，但他勢必要付出很高的代價，很可能只是白白消耗掉寶貴的體力與時間，錯失了和家人相處的時光。

他沒有沉默不語，也沒反駁，但他提了很多問題，和醫師討論了一個小時。他想知道各種療法的差異何在，之後問說，如果腫瘤再增大會怎麼樣，他會有哪些症狀，這些症狀該如何控制，以及臨終的時候會如何。

下一次的討論，除了腫瘤科醫師和病人，還有病人的家屬。這次談得不太順利。病人有太太，孩子還很幼小，起先他太太不願考慮放棄化療。於是腫瘤科醫師請病人用自己的話，向太太解釋一遍他們先前討論過的，太太理解了。至於病人的母親，雖然職業是護理師，卻不易溝通。病人的父親則只是靜靜坐著聽，不發一語。

幾天之後，病人再回來找腫瘤科醫師談。他說：「應該還有辦法。應該還有別的辦法。」病人的父親從網路上，找了一些治癒的病例報告給病人看。病人坦承，他生病的事讓他父親非常難過。沒有一位病人願意看到，自己的病為家人帶來痛苦。布洛克醫師說，有三分之二的病人會依家人的意思接受治療，即使自己並不願意，也會勉強自己。

腫瘤科醫師去病人父親的家。病人的父親拿出一大疊從網路上找到的人體試驗和治療資料。她一一翻閱。她告訴病人父親，如果有新的證據，她願意改變自己的意見。但病人父親找到的腦瘤治療法，該病例的腦瘤和他兒子的腦瘤不同，而且他兒子目前的條件並不符合人體試驗的要求。就他兒子的病而言，應該不可能出現奇蹟。她告訴病人父親，他必須了解：他能陪伴兒子的時間已非常有限，而他兒子需要他的支持，才能撐到最後。

腫瘤科醫師說，如果她讓病人接受另一回合的化療，那會容易得多。「但是和病人父親討論是個轉捩點，」她說。最後，病人和他的家人決定接受安寧療護。因此，在他死前，他還有一個多月的時間，可和家人好好相處。後來，病人的父親很感謝腫瘤科醫師給他們的建議。他說，在他兒子生命的最後一個月，他們只是把握能和他在一起的分分秒秒，果然對他們這一家而言，這才是最有意義的。

與末期病人及病人家屬的會談往往很冗長，很多人認為癥結在於金錢。病人會想：我既然付了醫療保險費或化療和手術的醫藥費，為什麼不做？他們不會花時間好好想想這麼做是否不智。金錢的考慮當然是個因素。但這個問題很複雜，牽涉到的不只是錢。我們應該思考的是醫療的功能為何？換言之，我們是否該付錢給醫院，接受那些治療？不過這個問題迄今無解。

簡單來看，醫療主要是為了對抗疾病和死亡，當然這是醫療最基本的任務。死亡是我們的敵人，但這敵人是個狠角色，最後必然會贏得勝利。因此，就一場注定落敗的戰爭而言，你不需要那位堅持打到所有將士都陣亡的卡斯特中校，你需要的是敗而不亂、能把損失減到最低的李將軍——能攻下的，他就進攻，該放棄時，他就投降，不作無謂的犧牲。

然而，就醫療環境現況而言，似乎領軍的既不是卡斯特中校，也不是李將軍。我們的將軍一方面帶領士兵往前衝，另一方面又說：「如果你想後退，就告訴我。」我們告訴沒有治癒希望的病人說，我們會全力幫你醫治，我們的治療就像一列不斷前行的火車，你隨時都可以下車——只要想下車時告訴我們。然而對大多數的病人和家屬而言，他們根本不知道何時該下車。

有些病人已然被懷疑、恐懼和絕望淹沒，有些則依然在幻想醫學能帶來復原的奇蹟。身為醫師，我們必須了解病人都是肉體之軀，是只能死一次的凡人，因此他們不知死亡的經驗為何。他們需要醫師和護理師好好跟他們談，告訴他們實情，幫助他們面對即將來臨的命運，以免人生的最後就是躺在病床上，身上插了一大堆管子，只剩一口氣，其他什麼都沒有。

## 別再折騰，不再受苦了

經過充分討論，莎拉已經讓家人和腫瘤科醫師知道，她不想要在醫院或加護病房待到最後一刻。不過，顯然還需進一步的討論，因為她仍然不知道怎麼樣才能如願。她從二月的那個星期五早上進急診室，經歷一連串的檢查和治療，只是讓她覺得慌亂，一點都沒有平靜的感覺。莎拉的內科醫師查克．莫里斯（Chuck Morris）看不下去，因而決定出面干預。由於他不是腫瘤科醫師，去年他大抵讓莎拉及家人和腫瘤科團隊去做決定。儘管如此，他仍經常去看莎拉和她先生，聽他們說心事。因此，在莎拉無法呼吸的那個早上，上救護車之前，里奇打了個電話給莫里斯醫師。他隨即趕到急診室。

莫里斯醫師說，肺炎是可以治療的。但他對里奇說：「我很擔心。我真的很為她擔心。」他要里奇轉述他的話，讓莎拉的其他家人知道。

莎拉住院後，莫里斯醫師對莎拉和里奇解釋，癌症讓她的身體變得十分虛弱，因此很難對付感染。即使抗生素可以克制感染，癌細胞仍會繼續侵犯、破壞她的身體。

莫里斯醫師告訴我，莎拉面如死灰。「她很喘，幾乎無法呼吸。那樣子，我看了實在不忍。我還記得她的主治醫師——」也就是當天從急診室收治她的值班腫瘤科醫師，「那個主治醫師喋喋不休，好像他非得說些什麼不可。」

莎拉的父母趕到後，莫里斯醫師也跟他們討論。談完之後，莎拉和家人已決定要怎麼做了。他們希望醫療團隊繼續給莎拉抗生素治療。如果情況惡化，不要幫她裝人工呼吸器，他們會請莫里斯醫師找安寧療護團隊來協助。

稍後，安寧療護團隊來給莎拉打了低劑量的嗎啡，她呼吸馬上變得順暢。莎拉的家人看到她舒服多了，希望她能不再受苦。於是第二天早上，他們開始阻止急診室的醫護人員。

莎拉的母親說：「他們想要幫莎拉插尿管，還有其他處置，我說，不必了，什麼都不必做。我不在乎她會不會尿床。他們要抽血檢查，量血壓，我也阻止。這些數據對我們來說都不重要了。我直接找護理長，明白表示什麼都不用做了。」

過去三個月，莎拉接受的種種治療，包括放射線治療和新一回合的化療，幾乎一點療效也沒有，徒然讓她變得更虛弱。如果沒做這些，或許莎拉還可以活得久一點。幸好在她臨終前，這一切的折磨都擺脫了。

後來，莎拉陷入昏迷，她的身體也愈來愈糟。里奇回想起急診當晚的情景：「莎拉發出痛苦的呻吟。我忘了她是在吸氣，還是在吐氣。我記不得了。但是聽了那樣的呻吟聲，教我心如刀割。」的確，死亡的面目總是猙獰的。

然而，莎拉的父親和雙胞胎妹妹依然認為她可能好轉。等所有的人都離開病房後，里奇跪在莎拉身旁，在她耳邊低語：「沒關係，你可以走了。不必再辛苦奮戰了。我會很快跟你相聚。」

翌日接近中午時，莎拉的呼吸變得和緩。里奇說：「莎拉好像受到驚嚇，動了一下，吐出長長的一口氣，就這麼走了。」

# 第七章 生死問答

我告訴自己，這絕不是傳統醫療辦得到的。
這是因為截然不同的醫療思維，逼我們討論難以啟齒的問題。

莎拉過世後，有一次我出國，在海外遇見兩位烏干達醫師和一位南非作家。我說起莎拉的故事，然後問道，他們認為怎麼做會更好。在他們看來，莎拉似乎很幸運，能有這麼多的選擇。在他們的國家，大多數末期病人不會去醫院。即使去了醫院，對好幾回合的化療、積極的手術治療和實驗療法等激烈手段，既不會有什麼期待，也承受不了，畢竟，病人已病入膏肓，結果會如何清清楚楚。此外，他們也沒有醫療保險可支付龐大的醫療費用。

不過他們還是忍不住提到自己的經驗。他們的故事聽來大同小異：儘管祖父反對，子孫還是請醫師為他裝上維生系統；某個親戚得了肝癌、已無藥可醫，接受實驗療法之後在醫院死亡；某人的小叔得了末期腦瘤，做了多次化療之後，一點療效也沒有，只是愈來愈虛弱、枯槁。南非作家告訴我：「說到化療，那是一回比一回慘。我看到他在治療之後形銷骨立。病人的孩子內心也遭受很大的創傷。然而，病人遲遲不肯放手。」

但他們的國家正在歷經轉變。全世界十大發展最快的經濟體，有五個在非洲。到了二〇三〇年，全球人口約有半數到三分之二將成為中產階級。這些人以後都買得起消費產品，如電視、汽車，也付得起醫療費用。研究人員在非洲幾個大城進行調查研究，發現八十歲以上的老人有半數以上在醫院死亡，八十歲以下的人在醫院死亡的比率更高。

這樣的數字其實已超過大多數已開發國家。因此，莎拉的故事也將變成全球化。人民收入提高，私人保險業的成長愈來愈快，而且他們通常收取現金。全世界的醫師都願意提供希望給病人，儘管這樣的希望可能是虛幻的。很多家庭為了治好家人的病，傾家蕩產在所不惜。只要醫師願意治療，他們會把銀行帳戶裡的錢全部提出來，賣掉所有的作物，甚至挪用孩子的教育基金。

另一方面，安寧療護服務也已漸漸擴展到全球各地，從坎帕拉到金夏沙、從拉哥斯到賴索托，更別提從孟買到馬尼拉。

學者曾描述幾百年來醫學發展的三個階段，這樣的發展軌跡和經濟成長是平行的。在第一個階段，也就是國家仍極度貧窮之時，一般人都是在自己家中過世的，沒能得到專業的診斷與治療。到了第二個階段，國家經濟開始起飛，人民所得提高，擁有比較多的資源，大多數的人都付得起醫藥費，只要生病，就會去診所或醫院看病，接受治療。臨終之時，他們往往在醫院死亡，而非在自己家中。到了第三階段，國家經濟已發展到巔峰，此時人民會很在意生活品質，即使生病，也希望過得舒服一點，選擇居家療養、在自己的家安然離世的人，又變多了。

這種模式似乎已出現在美國。在一九四五年，在家過世者最多；到了一九八〇年代末，則只剩百分之十七；自一九九〇年代以來，比率又增高。至今，利用安寧療護服務者持續增加，到二〇一〇年，已有百分之四十五的美國人臨終前接受安寧療護。其中，半數以上的人在自己的家接受安寧療護，其餘則住在醫院附設的安寧病房或養老院。美國人接受安寧療護的比例，可說是全世界最高的。

但是現在又出現一個重大改變。在美國及世界其他地區，愈來愈多人選擇在養老院衰老、在醫院死亡——而且還有幾百萬人想要爭取這種機會。但這是因為現在情況仍不穩定。

我們已開始拒絕讓自己被關在養老院或醫院，失去自由與尊嚴。不過，新的標準尚未建立，我們可說是受困在轉型期中。儘管舊的制度不好，但我們知道如何掌控，知道每一步該怎麼做。你同意當病人，身為醫師的我同意幫你醫治——不管結果如何，會蒙受什麼樣的損害，以及必須付出多大的代價。將來，我們將一起研究如何面對人難逃一死的現實、如何保住有意義的人生，我們將找到付出與奉獻之道，同時保有自己的個性與偏好，一步步向行前。不管是醫師或是一般人，社會上的每一個人都將經歷這麼一條學習曲線。

## 我父親的選擇

直到我父親七十歲出頭的時候，我才恍然大悟，有一天他也會離開我們，離開這個人世。他向來健康硬朗，有如一頭壯碩的聖牛。儘管他是忙碌的泌尿科醫師，一個星期還是有三天會抽出時間打網球，而且擔任地區扶輪社社長。他精力旺盛，推動許多慈善計畫，包括在印度鄉下建立一所學院。本來這學院只有一棟建築，逐漸擴展後，目前校區已可容納約二千名學生。我每次回父母家，都會帶網球拍和父親去附近的球場打球。他一心求勝，我也不甘示弱。他會利用放小球得分，這招我也會。每次他吊了一個高球，我也找機會回敬一個。

他有一些常見於老年人的習性，比如任何時候他只要想擤鼻涕，就會把鼻涕噴到球場地上。他也會老是要我跑到大老遠把場外的球撿回來。我想，這些並非年老的徵兆，只是因為我是他兒子，他才會這樣。

他行醫已超過三十個年頭，從未因為生病而停診或取消排定的手術。因此，我們聽到他說，他頸部疼痛愈來愈厲害，致使左手無力，左手指尖有刺痛的感覺時，並沒有想太多，認為這應該是頸關節發炎，只要照張X光片就可以看出來了。他吃了消炎藥、做復健，而且為了避免疼痛，不再上手發球。除了這個毛病，他沒其他問題。

然而，在接下來的兩、三年，他的頸部疼痛有增無減，讓他睡不好覺。左手指尖已從刺痛轉為麻木，甚至擴散到整隻左手。他為病人切除輸精管，在綁縫線的時候，即使觸摸縫線，也沒有感覺。二〇〇六年春天，醫師為他做了頸部的磁振造影掃描。結果讓所有的人都倒吸了一口氣：原來他的脊髓內長了一顆腫瘤。

這時，我們彷彿像穿越鏡子的愛麗絲，進入另一個世界，而我父親的生活和對未來的期望，就此完全改變。我們這一家人正準備接受死神的考驗。我們就像考生，我父親的命運會如何，就看我們考得怎樣。２Ｂ鉛筆已在桌上，考官按下計時器。只是我們完全不知這場考試已經開始。

父親用電子郵件寄磁振造影掃描的檔案給我。我看著筆電上的影像，在電話中跟他討論。他的頸部腫瘤教我一看就覺得噁心。腫瘤已占滿脊髓腔，往上到大腦底部，往下到與肩胛骨齊平，對他的脊髓破壞甚巨。他竟然沒癱瘓，到目前為止只是手麻、頸部疼痛，也算是奇蹟了。然而我們沒談到這些。我們都很注意自己說的話，以免觸發焦慮。我問，關於那顆腫瘤，放射科醫師在報告上怎麼寫。父親說，他列出多種腫瘤名稱，包括良性和惡性。除了腫瘤，放射科醫師認為還有其他的可能嗎？父親說，沒有。我和父親都是外科醫師，我們正盯著這顆腫瘤，看要如何切除。這項任務似乎困難重重，我們皆沉默不語。我說，在下任何結論之前，我們還是跟神經外科醫師好好談談吧。

脊髓腫瘤很罕見，很少神經外科醫師開過這樣的腫瘤。即使只開過十來位病人，已算很多了。我們找到兩位經驗豐富的神經外科醫師，其中一位在克利夫蘭醫學中心，那裡離我父母家有三百二十公里，另一位在波士頓，我服務的醫院。我們在這兩家醫院都預約了門診。

這兩位醫師都說，他們可為父親開刀。他們將切開脊髓（我以前從來不知道可以這麼做），把能切的腫瘤組織盡量切除。然而，腫瘤從脊髓腔內開始生長，愈來愈大，已突破髓腔，壓迫到脊椎骨，就像一隻長得比籠子還大的怪獸，而神經外科醫師能切除的可能只有一小部分。由於腫瘤已破壞了脊髓的神經纖維，父親因此疼痛難忍。兩位醫師都建議擴展脊髓的空間，讓腫瘤減壓，做法是切開脊柱的後面，再用桿子將椎骨固定。這就像打掉一棟高樓後面的牆，再用數根柱子替代，以支撐樓板。

我們醫院的神經外科醫師建議馬上開刀。他告訴我父親，目前情況危急，他可能在幾個星期之內就會四肢癱瘓。又說，其他療法如化療或放射線治療都緩不濟急，開刀才有立竿見影之效，能夠阻止腫瘤生長。當然，開刀是有風險的，但他不擔心這方面的問題，他擔心的是那顆腫瘤。因此，他希望父親盡快行動，以免太遲，造成遺憾。

克利夫蘭醫學中心的神經外科醫師則沒說得那麼斬釘截鐵。雖然他認為可以開刀，但不急著馬上開。他說，的確有些脊髓腫瘤發展迅速，但就他所見，也有不少是增生緩慢的，要好幾年才會增大，而且可分幾個階段，不是一下子就會變得很大。他認為，我父親現在只是左手麻木，不會在一夜之間變成全身癱瘓。因此，我們現在要考量的問題是什麼時候開刀。他認為父親可等到痛到無法忍受之時，再來治療。至於開刀的風險，他不像另外那位醫師那麼樂觀。他認為手術有四分之一的機率可能造成四肢癱瘓，甚至死亡。他說，我父親該「劃出一條底線」，想想目前的症狀是否已糟到讓他想要接受手術？或者他想再等等，等到手部的症狀影響到他為自己的病人開刀之時？還是他要等到無法走路，才會考慮接受手術？

這一切很難消化。然而，我父親也曾對病人說過類似的話，不知說過多少次。像是你得了前列腺癌，必須決定接受這種或那種治療。

我自己還不是一樣。病人聽到這樣的消息彷彿被狠狠揍了一拳。為我父親評量的那兩位神經外科醫師，既沒提到這樣的腫瘤會致命，但也沒說能將腫瘤完全切除。目前能做的也只是「減壓」。

理論上來說，如果做的決定攸關生死，應該以事實為根據，仔細分析。問題在於，那些事實往往有不少漏洞和無法確定的地方。我父親的腫瘤很罕見，無法精準預測將來會如何。要做決定，得把那些漏洞補起來。然而，父親只能用滿懷的恐懼來填補。他很擔心那顆腫瘤，不知腫瘤對自己的身體會破壞到什麼地步。醫師提出的解決辦法也讓他害怕。他不知道要如何切開脊髓。他發現，如果是他自己不了解的手術、自己做不到的手術，他就很難相信這樣的手術會成功。他對那兩位神經外科醫師提出一籮筐的問題：這手術到底要怎麼做？他們使用什麼樣的器械進入脊髓？會用顯微鏡嗎？腫瘤能切開嗎？血管如何燒灼？燒灼血管會不會傷害到脊髓的神經纖維？父親還說，我們泌尿科控制前列腺出血，會用某種器械；使用這樣的器械控制出血，不是比較好嗎？你們為什麼不用？

父親這連串問題，讓本院的神經外科醫師有點惱怒。他回答頭兩個問題還好，後來就愈來愈不耐煩。他就像高高在上的醫學教授——權威、有絕對的自信，當然也是個大忙人。

他對我父親說，我告訴你，這腫瘤真的很危險。有關這種腫瘤的醫治，他有非常豐富的經驗。（的確，其他人的經驗都比不上他。）他說，父親必須做的決定是到底要不要開刀。如果要開，他能幫忙；如果不想開，那也是我父親自己的決定。

聽他說完，父親不再提出任何問題。但他已經決定，就算要開，也絕對不會找這位醫師。

在克利夫蘭醫學中心為我父親看診的神經外科醫師，是班澤爾（Edward Benzel）醫師。他和本院那位醫師一樣有自信，但他看得出來，父親會問這麼多的問題是出於恐懼。因此，他從容不迫的回答每一個問題，包括那些不客氣的問題。他一面回答，一面探測我父親的心理。他說，似乎父親擔心的是手術，而不是那顆腫瘤。

父親說，沒錯。他不想因為效益不明的治療，喪失自己為病人開刀的能力。班澤爾醫師說，換成是他，他也會有這樣的疑慮。

班澤爾醫師很懂得要怎麼樣看著病人，對方就會知道他是非常專心的。他比我父母高一個頭，所以他刻意坐得低一點，好讓雙方的視線在同一高度。他坐得離電腦稍遠，近距離和病人面對面。在我父親說話的時候，他不會亂動或急躁，甚至好像只是聆聽，沒有什麼反應。他是美國中西部人，那裡的人習慣等別人講完，再等一、兩秒之後才開口說話，以免別人話還沒講完。他戴著金邊眼鏡，眼睛小而烏黑，蓄山羊鬍，深思時，光亮的額頭會出現皺紋。最後，他切入正題。他說，那腫瘤的確讓人擔心，但他了解我父親的不安。他認為，父親還可以再等等，看症狀有何變化，現在不急著開刀。等到我父親覺得有必要的時候再來開。父親決定找班澤爾醫師診治，也接受他的建議。我父母預計幾個月後再到克利夫蘭接受追蹤檢查。然而，萬一變得嚴重，他們就會提早過來。

我父親選擇班澤爾醫師，是否因為這位醫師的說法讓他比較心安？至少感覺那顆腫瘤沒那麼可怕？

或許吧。病人總是希望用樂觀態度來看自己的病。這種傾向的確可能使人選錯醫師。只有時間能證明，這兩位神經外科醫師哪一位的評估是對的。不管如何，班澤爾醫師已盡力了解我父親最在意的是什麼。對父親而言，這點相當重要。其實，這次看診還沒結束，父親已經認定，班澤爾醫師是他信賴的人。

結果，班澤爾醫師果然是對的。經過一段時間，父親覺得他的症狀沒有什麼改變，決定延後一年再去克利夫蘭做追蹤檢查。後來他終於前去接受檢查，磁振造影掃描顯示腫瘤增大了，然而身體檢查卻看不出他的體力、感覺和活動力有變差。因此，班澤爾醫師決定依照父親的感覺、而非造影掃描的影像來診治。磁振造影掃描的報告上，有些可怕的描述，像是「腫瘤已擴大到髓質和中腦」。儘管如此，在幾個月後，腫瘤仍未使父親的生活出現顯著改變。

父親的頸部依然會痛，但他已找出比較容易入睡的姿勢。如果天氣變冷，他那容易麻木的左手會變得冰冷。所以，他就在左手戴上手套。而且就像麥可·傑克森，即使在室內也不脫下來。此外，他還是像以往一樣開車、打網球、幫病人開刀。即使他和班澤爾醫師都知道，該來的還是會來。克利夫蘭的醫療團隊決定，先讓他好好過生活，做他想做的事。我想，我在跟自己的病人討論和做決定時，也該這樣。每一位醫師都該這樣為病人著想。

## 三種病醫關係

記得上醫學院時，教授曾經指定我和同學讀醫學倫理學家尹曼紐夫婦（Ezekiel and Linda Emanuel）寫的一篇討論病醫關係的短篇論文。尹曼紐夫婦說，病醫關係有好幾種。最古老、也最傳統的一種是醫師以父權式的作風來對待病人。醫師自詡為權威，認為自己給病人已是最好的。身為醫師的我們，擁有知識與經驗，因此由我們來決定病人該接受什麼樣的治療。如果有兩顆藥丸能醫治病人，一顆是紅的，一顆是藍的，我們會告訴病人：「吃紅的這顆，這顆藥丸對你的治療有幫助。」我們也許會解釋那顆藍色藥丸的作用，也許不會提。我們只會告訴你，我們覺得你有必要知道的事。這是一種醫師至上的模式，儘管這種模式常受批評，但是依然常見，特別是對處於弱勢的病人，如孱弱無力的、貧窮的、老年的、或者特別聽話的病人。

第二種關係則是告知式的。這和父權式的關係剛好相反。醫師會告訴你所有事實和數據；如何選擇，就看你自己。例如，醫師說：「這裡有兩種藥丸可以醫治你的疾病。紅色的藥效是如何，藍色的又是如何。你要選哪一種？」這種關係也像店家與消費者，醫師不過是販賣技術的專家，病人則是顧客。醫師的工作是提供最新的知識與技術；病人則負責做決定，告訴醫師自己願意採用哪些。近來，愈來愈多醫師以這種方式來面對病人，醫師的專業分工也變得更細，每一位醫師都只專精於一個小小的領域。然而，如此一來，我們雖然在自己的領域更加精進，但對病人的了解也愈來愈少。當然，如果容易選擇、得失清楚，病人的好惡明顯，這樣的病醫關係也不錯。但是病人能得到的就是檢驗、藥物或手術以及願意接受的風險，雖則看起來有完全的自主權。

本院那位為我父親評估的神經外科醫師，對病人的態度既是父權式的，也是告知式的。他用權威的語氣告訴父親，手術就是他的最佳選擇，堅持他必須立刻開刀。但在我父親的詰問之下，他不得不變成告知式的醫師，必須說明所有的細節與選擇。醫師雖然盡力解釋，但他的描述只是讓父親陷入恐懼，生出更多的問題，也更加困惑，不知該如何選擇。碰上我父親這樣的病人，那位醫師其實也很頭痛。

事實上，病人既不喜歡父權式的，也不偏好告知式的醫師。病人想要了解自己的病症，握有掌控權，不過他們也需要醫師的引導。尹曼紐夫婦因而提出第三種病醫關係，也就是「詮釋式的」。醫師擔負的角色是幫病人了解他們究竟希望得到什麼。因此，這種醫師會問病人：「對你來說，最重要的是什麼？你擔心什麼？」他們知道你的想法和感覺後，就會告訴你紅色藥丸和藍色藥丸各有什麼樣的療效和副作用，然後建議你選擇哪一種，以符合你的期望。

專家稱這種病醫關係為「共同決定」。醫學生似乎都覺得這是面對病人、為他們解決問題最好的做法。然而，對大多數的醫師而言，這只是理論。很多醫師甚至覺得這樣似乎過於理想化。（外科醫師？「詮釋風格」？哈！可能嗎？）

我不曾聽過任何臨床醫師談過這種理念，因此早已將這種做法拋在腦後。就我們所受的訓練而言，不是把我們訓練成父權式的，就是使我們變成告知式的醫師。然而不到二十年後，我陪父親走進克利夫蘭一位神經外科醫師的診間，聽他描述父親造影掃描的結果——脊髓內出現一顆巨大的致命腫瘤，而他願意好好與我們一起決定該怎麼做，我這才發現，他正是一位詮釋式的醫師。班澤爾醫師既沒有像將軍一樣對我們發號施令，也不是個只會告知服務細節的技術人員。他就像一位顧問那樣為我父親著想。而父親正是需要這樣的醫師。

後來，我重讀了尹曼紐夫婦寫的那篇論文，發現作者曾提醒醫師，有時詮釋病人的意願以滿足他們的需求還不夠，必須更深入去了解病人。畢竟，病人的需求可能會變來變去。

根據哲學家的說法，人都有生命本能的欲求，也就是第一階的欲求，但是我們可以拋開第一階欲求，追求更高層次的價值，這也是第二階的欲求。例如，我們希望不會受制於原始的欲求和衝動，如恐懼或飢餓，希望忠於更高的目標。但醫師常常只聽那短暫的、第一階的欲求，而沒探究病人真正的欲求，並設法滿足他們。我們要是有一些短視的做法，比如應該吃藥但不肯吃，或是不做運動，醫師勸誡我們，我們心裡其實是領情的。我們擔心害怕的事，其實會隨著病程的進行而改變，我們通常也會調整。因此，在醫療過程某個時間點，醫師必須思索，對病人而言，更重要的目標是什麼，甚至該促使病人再好好想想，自己心中的信念和優先順序到底對不對。

## 「發問，回答，再問」

在我的行醫生涯之中，我總是樂於扮演告知式醫師的角色。（我這一代的醫師大都已不再自以為是權威。）然而，只是告知，顯然不足以協助像莎拉那樣的重症病人。

差不多在我父親去班澤爾醫師那裡看病時，我同事請我去會診，看一位七十二歲的女病人珍寶・道格拉斯。她得了轉移性的卵巢癌，因為嘔吐而被送來急診。我翻看她的病歷，發現她已治療兩年了。最初，她因腹脹不適去看婦科醫師。婦科醫師為她做超音波檢查，發現她的骨盆腔長了一顆嬰兒拳頭般大的腫瘤，開刀之後證實是卵巢癌，且已擴散到整個腹腔。柔軟的腫瘤組織像黴菌一樣到處生長，布滿她的子宮、膀胱、結腸和腹腔壁。外科醫師切除了她的兩個卵巢、整個子宮、一半的結腸和三分之一的膀胱，接著她接受為期三個月的化療。她這個階段的卵巢癌經過治療後，大多數病人約可再活兩年，三分之一的病人則可活五年，甚至大約有百分之二十的病人得以痊癒。道格拉斯太太希望自己也能成為那少數的幸運者之一。

據說，道格拉斯太太對化療的耐受力不錯，雖然會掉頭髮，但只有一點點疲倦的感覺。到了第九個月，從電腦斷層掃描的影像來看，已看不到任何腫瘤。但是在滿一年之時，掃描的片子上又出現一顆顆像小石子般的腫瘤。這時，腫瘤只有幾公釐，道格拉斯太太因此沒有什麼感覺。腫瘤科醫師要她試試另一種配方的化療。這次的副作用讓她很難受。除了口瘡，她全身都有曬傷般的紅疹，但是在多種藥膏的治療下，她覺得仍可忍受。只是接下來的造影掃描顯示此次化療無效，腫瘤又開始肆無忌憚的增長，使她的骨盆出現刺痛。

醫師又換了另一種組合的化療藥物。這次有效了，不但腫瘤縮小，骨盆的刺痛也消失了，只是副作用更糟。根據病歷紀錄，這次化療讓她吐得很厲害，儘管吃了多種止吐藥，還是吐個不停。她覺得全身無力，幾乎整天都躺在床上。過敏反應使她長了很多蕁麻疹，因為癢得要命，不得不服用類固醇以控制症狀。一天，她因呼吸困難被救護車送來醫院。根據檢驗結果，這是肺栓塞——莎拉也出現過這樣的危機。道格拉斯太太每天接受抗凝血劑的注射，才慢慢恢復，得以正常呼吸。

接著，她的腹部緊繃、脹痛。她開始嘔吐，吃不下任何食物，不管是固體或流質。她去腫瘤科醫師那裡診治，醫師要她再做一次電腦斷層掃描，結果發現她的腸子因癌細胞轉移而有一處阻塞。接著，她從放射科轉到急診室。由於我是當天值班的外科醫師，急診同事請我去看看能怎麼做。

我和一位放射科醫師一起看道格拉斯太太的片子。我們研究了半天，還是不知道腫瘤為何會造成她的腸子阻塞。可能是腸子被腫瘤的一個角絆住，然後扭轉──如此，不久腸子可能自行鬆綁，恢復正常。或者，腸子遭到腫瘤壓迫才會這樣，那就非開刀不可，以把腫瘤切除或是讓腸子繞過堵塞的地方。不管怎麼說，腸子堵塞這個現象顯示，儘管道格拉斯太太已做了三個回合的化療，她體內的腫瘤依然凶猛，不斷生長。

我去看道格拉斯太太，心想該怎麼跟她說。我到病房時，護理師正在幫她打點滴，住院醫師把一條長約九十公分的管子，從她鼻子塞到胃部，引流出半公升綠綠的液體。插鼻胃管是很難受的事，插了這麼一條管子的人自然不想講話。然而，我去看道格拉斯太太時，她要我重複講兩次我的名字，她想確定自己的發音是正確的。她先生靜靜坐在病床旁的椅子上，看來憂心忡忡。

「我的病似乎很棘手，」道格拉斯太太說。她剪了個鮑伯頭，頭髮梳得一絲不苟。她戴上眼鏡，撫平病人袍。儘管重病，插了鼻胃管，她仍注意儀容。

我問，她覺得怎麼樣。她說，插鼻胃管引流之後，她就覺得舒服多了，不再那麼想吐。

我繼續問，有人向她解釋她的病情嗎？她說：「嗯，似乎腫瘤使我的腸子塞住了。

所以不管我吃什麼，都會吐出來。」

她說得沒錯。此時，我們倒不需要做什麼傷腦筋的決定。我告訴她，她有可能只是腸子扭轉，說不定在一、兩天之內腸子就會自行鬆開。如果不然，就可能需要開刀。現在我們還可以再等等，靜觀其變。

我不想現在就提出一堆困難的情況，例如她的腸子阻塞是個凶兆。癌症會用各種方式來折磨病人，取走他們的性命，讓人不能吃喝就是其一。但是，我們才剛見面，她不認識我，我也不了解她，我決定等一段時間再來談那些難題。

過了一天，道格拉斯太太開始好轉。首先，從鼻胃管引流出來的液體變少了。接著她排氣了，腸子開始蠕動。於是我們抽出她的鼻胃管，讓她吃柔軟、低纖維質的食物。看來，目前她狀況還好。

我很想現在就讓她出院回家，直接省略那些難纏的問題。但道格拉斯太太的病情沒那麼簡單。所以在她出院前，我去她的病房，坐下來，跟她、她先生和他們的一個兒子談談。

我說，看她能吃東西，我實在很高興。道格拉斯太太說，她發現自己能夠排氣那一刻，簡直欣喜欲狂。她問，她能吃哪些東西，而且該避開哪些食物，以免又得面臨腸子阻塞的問題。我回答她的問題之後，我們閒聊了一會兒。她的家人告訴我她的過去。她曾當過歌手。一九五六年參加選美，獲選為麻州小姐。爵士大師納京高有一次巡迴演出，曾邀她當和音歌手。但她不喜歡待在演藝圈，於是回到波士頓的老家，與亞瑟・道格拉斯結婚。婚後，亞瑟接掌了家族經營的葬儀公司。這一對夫妻生了四個孩子，長子早夭曾帶來很大的傷痛。

道格拉斯太太很想回家，和親友一起去佛羅里達州旅遊，暫時把煩人的癌症拋在腦後。她當然希望趕快出院。然而，我還是決定跟她說明白。我得好好把握這個機會，與她討論她的未來。但是我該怎麼說？如果直截了當告訴她：「對了，你身上的癌細胞愈來愈猖狂，腸子有可能還會再塞住。」這麼說好嗎？來自匹茲堡大學的緩和醫療醫師亞諾德（Bob Arnold）曾向我解釋說，在這種情形之下，臨床醫師往往會犯一個錯誤，認為只要把醫療訊息告訴病人即可——也就是把可怕、冷酷的事實和描述，羅列在病人面前。他們想做告知式的醫師。然而病人要的不只是事實，還有事實背後的意義。亞諾德醫師建議，臨床醫師可以用「我很擔心」這樣的話開頭，然後告訴病人那些事實可能代表的意義。

我跟道格拉斯太太說：「我很擔心。」我解釋說，她身上的腫瘤還在，我擔心她會再度出現腸子阻塞的問題。

這些話語簡明扼要。我已告訴她事實為何，除此之外，我還表示我擔心。我不只說明情況的嚴重性，也告訴她，我會站在她那邊，和她一起努力。我透過這些話語表示，儘管目前有些問題未明，令人擔憂，但是仍有希望。

我讓道格拉斯太太和她的家人想想我方才說的話。我忘了道格拉斯太太說了什麼，但仍記得當時氣氛丕變，猶如從晴空萬里變得烏雲密布。她說，她想再深入了解一下。我問，她想知道什麼。

我得小心探問才行。我覺得自己很蠢，儘管行醫這麼多年，我還是得學習怎麼跟病人交談。然而，先前提到的緩和醫療醫師亞諾德提出了一套原則，讓醫師要告知病人壞消息時可以依循，也就是「發問，回答，再問」。先問病人想要知道什麼，回答病人的問題，再問病人了解多少。於是，我就從發問開始。

道格拉斯太太說，她想知道她會如何。我說，像腸子阻塞這樣的問題，有可能再也不會發生。但是我還是擔心，腫瘤將造成另一次的阻塞。萬一出現這樣的問題，她就得再回到醫院。我們會為她插鼻胃管引流，或者用手術解決。施行手術的話，可能是做腸造口術，也就是切除小腸壞死的部分，將末端通過腹壁接到造口處，使腸子的粘液透過腹壁造口排出，流到連結腹壁的袋子裡。但也有可能阻塞嚴重到無法處理的地步。

她聽了之後，沉默不語。我問，她是否了解我說的。她說，她知道她還沒能擺脫腫瘤的糾纏。說著，說著，淚如泉湧。她兒子安慰她說，一定會好轉的。她只是說，她相信上帝，只能把一切苦難交付給祂。

幾個月後，我問道格拉斯太太，她是否記得我們上次談的事。她說，她記得一清二楚。那晚，回到家後，她輾轉難眠。腸造口術的那個袋子就像一個揮之不去的惡夢。她說：「我怕死了。」

她知道我對她很溫柔。「然而，醫師對我再好，也無法改變事實，也就是我的腸子可能會再度阻塞。」她心知肚明，卵巢癌仍在威脅她的性命，但直到現在，她才看清全貌。

她很高興我們坦誠談過，我也是。因為在她出院翌日，她又嘔吐了。果然，她的腸子還是塞住了。她回來住院，我們用鼻胃管幫她引流。

經過一晚的引流和休息之後，她的症狀已經緩和，暫時不必開刀。由於我之前已跟她談過，她知道再次出現腸子阻塞表示腫瘤更加迫近。她了解過去這兩個月來，這一連串事件的關係。我們也談到她經歷的危機一次比一次嚴重：第二回合化療無效以致需做

第三回合化療、難纏的副作用、肺栓塞造成的呼吸困難，以及接連兩次的腸子堵塞。她已漸漸了悟現代老人的宿命——病情日益嚴重，危機四伏，而醫療只能暫時讓她覺得舒服一點。她已體驗到所謂的「禍不單行症候群」。儘管如此，未來會如何，仍無法預期。在接二連三發生的危機之間，得以稍歇的時間有長有短，然而到了某一個時間點以後，就會明顯急轉直下。

道格拉斯太太還是如願和親友去佛羅里達旅行。她和先生赤腳在沙灘上漫步，與友人同樂，依照我的建議盡量避免吃水果和生菜，以免蔬菜纖維卡在腸子裡。旅程快結束時，她有一餐吃完後肚子脹氣難受，她嚇到了，提早兩天回到麻州的家，深怕又出現腸子阻塞的問題，幸好後來症狀緩解。

道格拉斯太太做了個決定，暫時不要再接受化療了。她不想生活隨著化療和嘔吐、長疹子起舞，更別說每次做完化療就會渾身無力，大半天都得在床上躺著。她不想再當虛弱的病人，希望身體好起來，再度成為人妻、人母、鄰居、朋友。她就像我父親，決定把握上天給她的時間，好好過日子，不管這段時間是長是短。

## 重新定義自己

直到現在我才知道，了解自己來日無多，或許也是件好事。我父親得知診斷之後，起先仍像以前一樣生活——看診、幫病人開刀、致力於他的慈善事業，甚至每個星期照樣打三次網球。但得知自己生命有限之後，他就像史丹佛心理學家卡騰森說的，人生的目標縮減了，想要做的事也不一樣了，他對時間的感覺也改變了。他一有時間，就會想看看孫子女，回印度老家探望親戚，甚至緊鑼密鼓展開他的新計畫。他和我及我妹妹談到他的遺囑，也希望他在印度老家創辦的學院能永續發展。

沒想到幾個月過去，症狀並沒有惡化，他對未來的恐懼緩和了下來。我們都覺得現狀說不定可以維持好幾年。他的時間感再度改變，又有了雄心壯志，打算為他在印度創辦的那所學院蓋一棟新大樓，甚至還參加扶輪社俄亥俄州南區下一任區長的競選，且獲得勝選。這可是要再等一年才能就任的職位，可見他對自己的狀況頗有信心。

二〇〇九年初，也就是在頸脊髓瘤確診二年半後，父親的症狀有了改變。他的右手也開始有問題，本來只是指尖有刺痛感，而且會麻木，漸漸變得無法抓握。打網球時，他手中的球拍會飛出去。手裡拿的玻璃杯也會掉下來。他為病人開刀時，打結變得很困難，幫病人裝導管也成了苦差事。由於他的左右兩手皆已出現癱瘓的徵兆，似乎已來到他自己劃的底線。

我們一起討論：他是否不該再為病人開刀了？是不是該去跟班澤爾醫師討論手術治療的事？但是父親都否決了，他說還沒到時候。然而幾個星期後，他宣布他要退休了。至於他自己的脊髓手術，他依然擔心開了會比不開還糟。

那年六月，同事為他辦了退休餐會，我也準備好面對最糟的一切。手術一向是他的志業，是他人生的目的與意義。他在十歲那年目睹自己的母親死於瘧疾，就立定志向要當醫師。退休之後，他要做什麼？

結果，我們看到了完全出乎意料的轉變。父親退休後，扶輪社區長任期剛好開始，他立即投入全副心力，連電郵署名都從「阿塔馬蘭・葛文德醫師」改為「阿塔馬蘭・葛文德區長」。不管原因為何，他並不戀棧「醫師」這個他擁有一輩子的身分。他設法重新定義自己，甚至為人生重劃了底線。這意謂他要掌握自主權，成為自己人生的作者，照自己的意願來控制人生。

區長任務繁重，得一肩挑起責任區的社區服務工作。父親設立了一個目標，不但打算跑遍俄亥俄州南區的五十九個扶輪社，到各分社演講，甚至想跑兩遍。於是他和我母親開車上路。在接下來的幾個月，他們的腳步遍布俄亥俄州南部的二萬六千平方公里。父親開車還不成問題，因此仍然由他駕駛。他們常在溫蒂漢堡停留一下，吃份雞肉三明治。如果有可能，我父親還希望能和自己區內三千七百位扶輪社會員見面，認識每一個人。

翌年春天，「阿塔馬蘭．葛文德區長」已完成第二次巡迴拜訪的旅程。他的左手臂漸漸變得無力，無法舉高超過六十度。右手也沒氣力。此外，他連走路都成了問題。在此之前，他還堅持打網球，但現在他已無法走到球場，也不能握拍。

他對我說：「我的腳很沉重。阿圖，我實在很害怕。」他和我母親來波士頓找我。一個星期六晚上，我們三個坐在我家客廳。他坐在我對面的沙發上，母親坐在他身旁。我感覺危機正悄悄襲上我們的心頭。父親已離癱瘓不遠。

「是不是該開刀了？」我問他。

他說：「我不知道。」但我知道，現在不得不問他一些問題了。再怎麼難以啟齒，我還是得硬著頭皮問。

我想起安寧療護醫師布洛克擬出的問題清單，於是就上面的問題一一問我父親，以了解對他而言最重要的事情是什麼。我問，他是否了解自己的病情。

他說，他知道自己就快癱瘓了。

我問，萬一癱瘓，他最害怕的是什麼？

他說，他擔心再也無法照顧自己，會變成我母親的負擔。他不知道自己的人生會變成怎樣。我母親淚流滿面的說，她一定會陪伴在他身旁。她會很樂意照顧他。其實，父親的生活早已走樣，現在多半是我母親開車。看診的事也都由她安排。

我問，如果他的病情惡化，他有哪些心願？

他想了一下。他希望能完成扶輪社的任期，到六月中旬，就可卸任。他希望印度老家的親戚都平安，他在印度創立的學院也能運作順利。如果可能，他想回印度一趟。

我問，在衡量得失之後，為了完成心願，他願意承受哪些犧牲。父親說，他不明瞭我在問什麼。於是我以蘇珊·布洛克的父親為例，他也長了脊髓瘤。他說只要他能吃巧克力冰淇淋，坐在電視前看球賽，就心滿意足了。

父親說，光是這樣，他是不可能滿足的。他喜歡和人互動。這就是他最在意的。我問，那麼如果有人在他身邊陪伴他，跟他說話、互動，即使全身癱瘓也沒關係嗎？

「當然不行！」他說，全身癱瘓要怎麼過日子？他不想吃喝拉撒洗澡穿衣都得依賴別人。他不只是希望與人互動，他還要掌握自己的世界與人生。

但是他的癱瘓愈來愈嚴重，很快就會變得無法動彈。如此一來，他需要二十四小時全天候的照護，接著是使用人工呼吸器和插鼻胃管。我說，這應該不是他能接受的。

「如果到那個地步，就讓我走吧，」他說。

自我有生以來，從來不曾問過這麼難以開口的問題。我懷著戒慎恐懼之心。我不知道我父母親會有什麼樣的反應，憤怒？沮喪？我擔心提出這樣的問題等於不孝。我怎麼能用這樣的問題教他們難過？然而，之後我們都有如釋重負之感。至少，不必一直在困惑、混亂之中打滾。

我說，從他的答案看來，或許我們該去和班澤爾醫師討論開刀的事了。父親勉強同意。

他告訴班澤爾醫師，他已準備接受手術。他現在比較擔心的是腫瘤帶給他的傷害，而非手術併發症。他預計兩個月後接受手術，也就是扶輪社區長任期結束之時。不過在那之前，他走路已變得不穩，經常跌倒，也很難從椅子上站起來。

我們在二〇一〇年六月三十日，來到克利夫蘭醫學中心。母親、妹妹和我在手術準備室親吻他，幫他調整手術帽，跟他說我們有多愛他，然後把他交給班澤爾醫師帶領的手術團隊。手術預計要開上一整個白天。

然而，才開了兩個小時，班澤爾醫師就走出手術室，到家屬等待區來找我們。他說我父親突然出現心律異常，心跳達到每分鐘一百五十次，血壓急遽下降。心臟監視器顯示，他可能出現心肌梗塞，於是手術暫停。在藥物注射之後，他的心律已恢復正常。心臟科醫師說，他的心跳已經緩慢到不會發生心肌梗塞了，但他們仍不知心律異常的原因為何。他們認為，在藥物的作用下，應該不會發生心肌梗塞，但也不能百分之百確定。由於手術才剛開始，現在要停止還來得及，班澤爾醫師因此出來詢問我們的意見：要停止，還是繼續開？

從我父親所言，我已經知道他和布洛克醫師的父親一樣，自己做了決定。他最害怕的莫過於四肢癱瘓，而非死亡。於是我問班澤爾醫師，在接下來的幾個月，何者比較可能造成四肢癱瘓：停止手術，還是繼續開下去？他說，目前停止手術，四肢癱瘓的風險較大。我們說，那就繼續開吧。

再過七個小時，父親終於得以離開開刀房。班澤爾醫師說，他的心臟情況穩定，接下來的手術都很順利，他已為我父親做了減壓手術，也切除了一小部分的腫瘤，而且頸椎後面也切開了，使腫瘤有擴展的空間。等他清醒之後，就可以知道情況如何。

我們在加護病房陪伴父親。他仍未恢復意識，並且須使用人工呼吸器。心臟超音波檢查顯示他的心臟沒有受損。我們因此鬆了一口氣。接著，醫療團隊減少他的麻醉止痛劑的劑量，讓他慢慢甦醒。他醒來時，還迷迷糊糊的，但是能聽從指示。住院醫師請我父親用最大的力氣緊握他的手，然後用腳推他，接著要我父親抬起腿。他說，我父親的運動功能還好，沒有遭受很大的損害。父親聽了之後，用手比劃了一下，似乎想引起我們的注意。由於他嘴巴內有呼吸管，我們不知道他在說什麼。於是他用手指在空中寫。L—I—S……？T—A—P……？他是不是覺得很痛？還是有什麼問題？我妹妹逐一唸著字母，要他聽到他要的字母時抬起手指。她終於解讀出父親要傳達的意思了。他要說的就是「HAPPY」（快樂）。

一天後，他就從加護病房轉到普通病房，再過兩天，就可離開醫院，到克利夫蘭一家復健中心接受三星期的治療。他在一個豔陽天返抵家門，覺得神清氣爽。他能走動，頸部也只有一點疼痛。儘管他花了一個月左右才差不多康復，而且頸部不能彎曲，但過去的痛苦能消失，也值得了。至此，他做的每一個選擇都是正確的，例如延緩開刀，甚至等到退休之後才接受手術。從確診到現在，已將近四年，他等到快無法行走，疾病將要奪走他的生活自主能力時，才決定開刀。沒過不久，他就覺得他能再開車了。

他的選擇都是對的。

## 明白這些選擇背後的意義嗎？

然而，人生是一連串的選擇。即使已經做了正確的選擇，接著還是必須面臨更多新的選擇。

腫瘤切片檢查結果顯示，父親身上長的是星狀細胞瘤。這種腫瘤生成緩慢。班澤爾醫師請放射腫瘤科醫師與神經腫瘤科醫師會診。他們建議我父親接受放射線治療和化學治療。他們說，即使這種腫瘤無法治癒，但可以治療、控制。進一步的治療可讓他保有自主生活的能力，也許能再過多年自由自在的日子。

父親很猶豫。他才剛康復，又開始進行他的慈善事業，也計劃去旅行。他已設定好一些事情的輕重緩急，因此他擔心治療若不順利，他就不能做自己想做的事。但放射腫瘤科醫師鼓勵他接受治療，認為治療會為他帶來很大的好處，而且現在放射治療技術非常先進，副作用將微乎其微。我也要他接受治療。我說，看來有利無害。唯一的缺點是父親家附近沒有放射治療中心。放射治療將長達六個星期，每天都要做，因此他和我母親必須去克利夫蘭小住。父親說，他會再考慮。

在我催促之下，他終於首肯。後來，我們才發現這次的樂觀預測有多愚蠢。那兩位腫瘤科醫師不像班澤爾，沒能確實告知我們療效有多大。他們沒花時間了解我父親，也不知道他接受這種放射治療，究竟會出現什麼樣的作用。

起先，放射治療似乎沒什麼可怕的。他們給我父親量身訂做了一個身體固定模具，使他每次接受治療時，都能保持在固定位置。他一次需要躺一個小時，臉上也緊緊罩了一個網狀的面罩，因此在機器運轉、$\gamma$射線照射他的腦幹和脊髓之時，頭部可保持不動。一段時間之後，父親覺得背部和頸部出現刺痛。接受治療時的不能動彈，也教他愈來愈難忍受。他開始有一點噁心想吐，吞嚥時喉嚨也很痛。雖然這些症狀都可用藥物控制，但吃藥後他總是覺得全身無力，而且有便祕的副作用。每次治療完，他也會昏睡一整天；以前，他從來不曾如此。治療進行幾個星期後，他已失去味覺。之前，放射腫瘤科醫師不曾告訴他會有這樣的副作用。熱愛美食的他，現在不管吃什麼都味如嚼蠟。他覺得很難過，現在他幾無胃口，必須強迫自己把食物吃下去。

治療結束、回到家之後，父親瘦了近十公斤，而且飽受耳鳴之苦。他的左臂和左手都有燒灼和電擊般的疼痛。放射腫瘤科醫師說，他的味覺應該很快就會恢復，然而一直沒有。

這次的放射線治療，沒能為他帶來任何改善。那年冬天，他又更瘦了，體重幾乎不到六十公斤。左手從肘關節以下都會麻木、疼痛，不但沒有改善，反而比以前更糟。他的兩條腿，從大腿往下，也都會麻。不久後，他不只會耳鳴，還會暈眩。他的左臉變得下垂，頸部和背部會持續痙攣。他還摔了一跤。復健師建議他用助行器，但他不想。用助行器讓他覺得自己不良於行，很快就會失去行動力。放射腫瘤科醫師幫他開了中樞神經興奮劑利他能（Ritalin）以刺激他的食慾，以及控制疼痛的氯胺酮（katamin），但他服用這些藥物後，會出現幻覺。

我們不知道到底是怎麼回事。放射腫瘤科醫師說，放射線治療應該會使腫瘤縮小，症狀也會減少。六個月後父親接受磁振造影掃描，他和母親打電話告訴我結果。

「腫瘤變大了，」他說。他的語氣平靜，也充滿無奈。放射線治療沒能為他帶來療效。掃描影像顯示，腫瘤不但沒縮小，反而增大了，而且還在繼續增長，已侵犯到他的大腦。這也就是為何他一直有耳鳴，後來又會暈眩的原因。

我被悲傷淹沒。我母親則很憤怒。

她問：「做放射線治療到底是為了什麼？腫瘤不是應該縮小嗎？他們說，放射線治療後，腫瘤一般都會縮小的。」

我父親決定改變話題。這幾個星期，他每天都在陳述自己的症狀、講自己的問題，縮小了。

突然間，他不想再說這些了。他希望知道他的孫子、孫女的近況——杭特的交響樂團演出如何？沃克在滑雪隊的表現怎樣？海蒂會說「哈囉」了嗎？他再次把自己的生活圈縮小了。

放射腫瘤科醫師建議我們去和化學治療科醫師討論化療對策。幾天後，我和父母一起去克利夫蘭醫學中心的腫瘤醫學部。儘管現在的主角是化學治療科的醫師，但她沒能像班澤爾醫師那樣為病人考量。她只是盡可能把資訊告訴我們。在短短十分鐘內，她已提到八、九種化療藥物。她說，我父親可用癌思停（Befacizimab）、佳鉑帝、帝盟多（Temozolomide）、沙利竇邁（thalidomide）、敏克瘤（Vincristine）、敏伯斯登（Vinblastine）等，有些我還來不及記。這些藥物的英文名稱平均有四．一個音節。她也提到我們可考慮不同的藥物組合。反正，不管怎麼說，她就是希望我們接受化療，沒有給我們「什麼也不做」的選項，遑論仔細討論。她建議我父親使用帝盟多加上癌思停，認為在這樣的治療之下，約有百分之三十的機率可阻止癌細胞生長。她似乎怕這麼說過於悲觀，於是說道，對很多病人而言，癌症只是像一種可以控制的「慢性病」，不會帶來重大威脅。

她又說：「希望今年夏天你就可以打網球了。」

我真不敢相信她會說出這樣的話。我父親能回到網球場上？這不只是不切實際的希望，而是瘋狂。她竟然用這樣的希望引誘我父親！我實在怒不可抑。我發現父親露出一絲微笑，彷彿正在想像自己在球場上飛奔。幸好，他是醫師，理智和專業知識很快把他拉回現實。他了解這只是幻想，儘管他想耽溺在這樣的想像中，還是得清醒。因此，父親問她，這次化療對他的生活將會有什麼樣的影響。

「現在，我老是頭暈。我有耳鳴，手臂疼痛，走路困難。這些症狀使我難過。化療藥物會不會讓這些症狀變得更糟？」

她說，有可能，但是要看使用哪些藥劑。儘管我父母和我三人都是醫師，已覺得很難繼續討論下去。藥物的選擇那麼多，又有許許多多種組合，不管使用哪種，要考慮的風險和效益都很多，然而這樣談下去永遠無法觸及核心，也就是我父親究竟想要什麼，選擇怎麼做才能讓他覺得人生是值得活的。我明白，這位化療科醫師只是盡量告知病人能有的選擇為何，我自己也可能這樣對病人說，但我希望從此之後不要這樣。她只是提出資訊，請我父親自己選擇。他想要紅色藥丸，還是藍色藥丸？然而，我們並不明白這些選擇背後的意義。

我轉頭對我父母說：「我是不是能問這位醫師，萬一在這次化療後，腫瘤仍繼續生長，接下來會如何？」他們點點頭。於是，我提出這樣的問題。

化療科醫師直截了當的說明：父親的上肢會更虛弱無力，下肢也是。此外，由於胸部肌肉無力，會為他帶來呼吸困難的問題。這樣的呼吸症狀將愈來愈棘手。

那會不舒服嗎？我父親問道。

她答道，不會，我父親只會覺得累，很想睡覺。不過，他的頸部疼痛和刺痛將會加劇。由於腫瘤增長，壓迫到某些重要神經，也會帶來吞嚥困難。

我問，如果治療的話，何時會走到這個最後階段？不治療又是如何？

這問題似乎讓她局促不安。她說：「很難說。」

我又問：「就你看過的病例，如不治療的話，最快何時會到這個階段，最久呢？」

她說最快三個月，最久則是三年。

若是接受化療呢？

她變得支支吾吾，最後才說，最久的病例可能不到三年。但是如果化療，平均病例應該偏向比較久的那邊。

我們全都料想不到會這樣。父親感傷的說：「我不知道……」他的聲音慢慢減弱。我想起為莎拉治療的腫瘤科醫師馬寇，曾跟我說：「我總是想，我能否讓病人再好好活個一、兩年……而他們總是想再多活個一、二十年。」我們也是，我們都希望父親能再活一、二十年。

父親想再考慮一下。化療科醫師於是給我父親一張類固醇藥品的處方箋，說道類固醇或許暫時能控制腫瘤生長，而且沒什麼副作用。那天晚上，我和父母一起去吃晚餐。父親說：「如果要做化療，看來我還要再躺幾個月。」先前的放射線治療反使他身體變得更糟，萬一這次的化療也這樣呢？我們不知如何是好。父親一方面希望能利用人生最後的時光好好過日子，另一方面他也希望這次化療能夠奏效，儘管要忍受一段時間的痛苦，但說不定能延長存活的時間。這等於是一場賭注，他該如何選擇？

## 來到人生最後的叉路

父權式的舊醫療系統有一個好處，也就是使決定變得簡單。你會依照醫師所言，接受最積極的療法。其實，這根本不是決定，而是基本設定。你用不著考慮你自己的輕重緩急，不用跟醫師一起商量看要如何配合治療——這個過程太複雜、費力，特別是當你並沒有一位專家可從旁協助你釐清未知和模糊之處時。你只有一個選擇，那就是能做的盡量做，因為醫師只怕做得不夠。他們大都不願去考慮做太多的後果，也不去想做太多反而有可能危及病人的性命。

父親回家了，仍然不知道該如何決定。接著，他一連跌倒了六、七次。他雙腿的麻木變得愈來愈嚴重，連自己踩在哪裡都沒有感覺。有一次，他摔倒時重重撞到頭，要我母親打電話叫救護車。救護車很快趕到，警笛聲大響。他們把我父親抬上長背板，用頸圈固定他的頸部，然後火速送急診。即使那是我父親服務的醫院，仍然等了三個小時才照到X光。幸好，X光片看來沒骨折，他能坐起來，因此頸圈可以拿下。先前躺在長背板上，加上僵硬的頸圈，讓他覺得疼痛難耐。他打了幾支止痛的嗎啡，直到半夜才能回家。他告訴我母親，他再也不要受這樣的折磨。

兩天後的早晨，我接到母親打來的電話。她說，半夜兩點，父親起床要去上廁所，結果兩腿一軟，倒在地上。由於房間地板鋪了地毯，他沒撞到頭，似乎也沒受傷，但他就是站不起來。他的手腳都虛弱無力。母親想把他抬回床上，但抬不動。父親不想叫救護車，所以他們決定先這樣躺著，等到天亮再說。母親把床上的被子和枕頭拖下來，幫父親墊上枕頭、蓋好被子，好讓父親覺得舒服一點，然後自己躺在他身邊。由於我母親已七十五歲，有膝關節炎，後來發現自己也站不起來了。直到早上八點，幫忙清掃的人來了，發現我父母都躺在地上，趕緊扶我母親站起來，再把我父親抬上床。這時，母親才打電話給我。她聽起來很驚慌，我請她把話筒拿給父親。父親老淚縱橫，一邊哭一邊講，很不容易聽懂他在說什麼。

他說：「我好害怕，我就要癱瘓了。我不要這樣，我不要。我寧可死，也不要變成癱瘓。」

淚水從我臉龐流下。我是外科醫師，我喜歡解決問題。但我要怎麼解決父親的問題？我聽他哭了兩分鐘，一再重複同樣的話。最後，他問說，我可以去看他嗎？

我說：「好，我現在就去。」

「孩子也可以一起來嗎？」他以為他就要死了。不過事實並非如此。我知道他應該可以再撐上好一陣子。

我告訴他：「還是我先去吧。」

我馬上訂了一張回俄亥俄州的機票，跟醫院說我今天要停診，取消手術。兩個小時後，父親又打來了。他已平靜下來，可以站起來了，甚至可以走到廚房。他說：「你不必現在趕過來。週末再來吧。」但我已決定要去，畢竟他情況不妙。

那天傍晚，我抵達俄亥俄州的老家時，父母正在吃晚餐，他們已把凌晨躺在房間地板上那六小時的事，變成一樁喜劇。

我母親說：「我已經很久沒躺在地板上了。」

父親咯咯笑著說：「簡直有點浪漫。」

我想跟他們一起笑。但我眼前的父親已和幾個星期以前大不相同。他又瘦了好幾公斤，已虛弱到連話都說不清楚。他沒辦法好好把食物送到嘴裡，襯衫都沾上了食物。他需要別人攙扶才站得起來。我眼睜睜看著他變老。

這樣下去是不行的。今天我才真正了解，對我父親而言，癱瘓代表什麼意思。那代表他失去了生活基本能力，無法自己站起來，不能走到廁所，洗澡和穿衣服也都得依賴他人，而我母親已不能負擔這樣的照護工作。我們得好好談談。

那天晚上，我和父母坐在客廳說話。我問：「爸爸，我們該怎麼照顧你？」

「我不知道，」他說。

「你呼吸有沒有問題？」

「他能呼吸，」母親說。

「我們必須想出一個妥善的方法，讓爸爸得到最好的照顧，」我告訴她。

「也許化療會有幫助，」她說。

「不要！」我父親斬釘截鐵的說。他已下定決心不接受化療了。即使服用類固醇，他也難以忍受那些副作用，包括盜汗、焦慮、情緒不佳、頭腦渾沌不清。他說，這藥沒能為他帶來任何療效，只有讓他更加難受，更別提化療了。

後來，我幫著母親扶父親上床。接著，我和她討論父親需要的照護。他需要專人照顧、一張病床、一張防褥瘡氣墊，還要做物理治療，以避免肌肉僵硬。我們是否該去看看養老院？

聽我這麼一說，我母親露出驚駭的神情。她說，絕對不行。她有幾個朋友住在養老院，每次她看到他們，都覺得於心不忍。她無法想像把我父親送到那樣的地方。

我們已來到人生最後的叉路，徬徨不安。我不但看過自己的幾十位病人來到這麼一個路口，也看到我太太的祖母愛麗絲走到這裡。至此，很多問題已難以解決，但我們依然懷抱虛幻的希望。

但是，下次我父親再出現危急的狀況，除了打電話叫救護車，把他送到醫院，我們還能做什麼？我父母和我，我們三人的醫療經驗加起來足足有一百二十年，然而眼看我父親走到這地步，該怎麼做依然找不到答案。後來，我們才得到教訓。

## 「雅典村落」居家老人扶助計畫

在俄亥俄州的雅典郡，關於養老和照護，老人和殘障者不像波士頓居民有那麼多的選擇。在這阿帕拉契山腳下的小市鎮，俄亥俄大學是活力的泉源。三分之一的居民是窮人，因而此地成為俄亥俄州最窮的一個郡。我查訪了一番，發現即使在這麼窮困的地方，這裡的人也不願在醫院和養老院老死。這點讓我很驚訝。

例如，當地居民瑪格麗特．孔恩告訴我，她先生諾曼得了僵直性脊椎炎，加上腫瘤以及兒時接受小兒麻痺疫苗接種帶來的副作用，漸漸不良於行。她和諾曼都是退休生物學教授。這對夫婦開始想辦法，看能否藉由他人協助，繼續住在自己的家。由於他們的三個子女都住得很遠，他們不想搬去跟子女住，只想繼續留在社區。但是當他們在郡裡四處看看，想找個合適的去處時，卻發現沒有一個地方是他們能接受的。瑪格麗特對我說：「我寧可住帳篷，也不願住在那樣的地方。」

她和諾曼決定自己來想辦法。她說：「我們很清楚，如果我們不做，沒有人會替我們做。」瑪格麗特曾在報上看過波士頓燈塔丘村落的報導。當地的老人在社區人士的協助下，得以住在自己的家終老。瑪格麗特看了之後大受鼓舞。於是，她和諾曼結集友人，在二〇〇九年仿效燈塔丘計畫，創立了雅典村落。他們計算之後，發現只要能找到七十五個人加入，每人願意付年費四百美元，就可推動這項社區老人扶助計畫。結果來了一百個人，雅典村落於是開始運作。

他們最先雇用的是個雜務工。這人十分勤快，凡是居家修繕所有的雜事，如修理門鎖、換電燈泡、修理暖氣設備等，他都一手包辦，待人又親切。對年邁體衰、已經處理不了這些事的老人而言，此人真是不可或缺的好幫手。「他幾乎什麼事都能做。加入這項計畫的人認為，光是居家修膳服務就值得四百美元了，」瑪格麗特說道。

他們還請了一位兼職主任，負責招募志工，如老人家裡停電，或沒有食物了，都會上門幫忙。當地的居家照護機構也提供辦公室，免費供他們使用；如果參與計畫的會員需要居家照護，還會給他們折扣。教會和公民組織則提供每日交通運輸和送餐服務，給需要的會員。雅典村落就這麼一點一滴建立起社區服務網絡，確保每一位會員在碰到困難時，都有人伸出援手，協助他們解決問題。

孔恩夫婦果然有遠見。就在他們創立雅典村落一年後，瑪格麗特跌倒了。因為跌得很慘，從此離不開輪椅。但是，即使這對夫婦都八十幾歲、已經不能自理生活了，還是可以住在自己的家。

我和父母談到加入雅典村落的事。除此之外，就剩下居家安寧療護可供選擇，但我遲遲難以開口說出這個選項，我擔心死亡的陰影會立刻籠罩到我們圍坐的咖啡桌上。只討論加入雅典村落，固然大家都可假裝父親的問題只是年老，但沒有觸及核心。我後來終於鼓起勇氣，問他們是否考慮接受安寧療護。

沒想到父親願意考慮，只不過母親不希望如此。她說：「我認為沒有這個必要。」但是父親說，聽聽安寧療護機構人員的介紹也無妨。

第二天早上，來自「阿帕拉契社區安寧療護服務」的一位專科護理師，來我們家拜訪。母親泡了茶，我們在餐桌討論。畢竟這裡不是波士頓，而是阿帕拉契山腳，我對這裡的安寧療護服務沒有期待。但這位護理師的表現教我另眼相看。

她對我父親說：「你好。你常會覺得疼痛嗎？」

「現在不會痛，」父親說。

「如果會痛，哪裡痛？」

「頸部和背部。」

光是這樣的簡單問題，護理師已掌握了幾個要點。她使我父親願意開口，讓我父親明白她很關心他，知道他的情況如何，而非把焦點放在他的病和診斷上。接著，她讓我們明白，她能獨立作業，知道自己在做什麼。

她看來差不多五十歲，有一頭花白的短髮，她的白色棉毛衫上，有一朵玫瑰繡花圖案，醫務包露出聽診器。她說起話來，有當地人的口音。問答之間，她很快就抓到了重點。

她告訴我父親：「這裡有些文件需要簽名。你願意考慮看看嗎？」父親沉默了半晌。護理師靜靜等候。她知道這事急不得，應該給人時間。

父親說：「我想，這可能是最好的做法，畢竟我不想接受化療。」

「有什麼不舒服的地方嗎？」護理師問。

父親說：「主要是想吐，還有疼痛的控制。我常覺得頭昏昏的。藥物會使我昏昏欲睡。我吃過止痛藥泰諾加上可待因，也打過止痛針克多炎（Toradol）。現在則是用氫胺銅在控制疼痛。」

他接著說：「今天早上，我醒來的時候覺得特別難受。我站不起來，不能把枕頭立起來，不能拿牙刷刷牙，也不能自己穿褲子、穿襪子。我覺得全身無力，連坐起來都覺得好辛苦。」

她說：「安寧療護是一種緩和醫療。」他們會協助病人面對種種困難。她接著說明聯邦醫療保險可給付哪些項目。緩和醫療醫師會幫我父親調整藥物劑量，或安排其他療法，盡量減輕他想吐、疼痛等症狀。護理師會定期來看他，此外也能利用二十四小時的緊急協助專線。我父親可享有每星期十四小時的居家照護服務。照護員會幫他洗澡、穿衣、清理家務，但不會涉及任何醫療服務。社工和教會人員也會提供協助。我父親需要的醫療器材會有人送來。此外，他也可以隨時停止安寧療護服務。

她問道，我父親現在就想加入、或者還要再考慮。

「我現在就加入，」他說。他看著我母親，然而她面無表情。

護理師接著又問了一些事情：父親是否簽了不施行心肺復甦術的同意書？家裡是否已裝看護呼叫器？家裡是否已有全天候的看護？

然後，她又問：「你們選擇哪家禮儀服務公司？」這個問題教我措手不及。我們需要在這個時候談這種事嗎？我想，對她而言，這種詢問只是一般例行公事。

「傑格公司，」父親不假思索的說。看來，關於這事，他已經想了很多。他看起來很平靜，我母親則驚愕得說不出話來。她心裡完全沒有準備。

護理師轉身過去，對我母親說：「他過世的時候，別打求救電話，別打電話叫救護車，也不要打電話報警。打電話給我們就可以了。值班護理師會協助你們。她會把沒用完的麻醉止痛劑丟掉，幫忙申請死亡證明書，幫他清洗身體等等，然後連絡禮儀服務公司。」

我母親嚴正告訴她：「現在，沒必要提死亡的事，討論癱瘓的問題就可以了。」

「好，」護理師說。

她問我父親，他最擔心的是什麼。父親說，他希望身體能好起來，至少要能打字，因為電子郵件和 Skype 通話是他與家人和全世界友人的連繫管道。此外，他希望能擺脫疼痛。

「我想活得快樂，」他說。

護理師待了將近兩個小時才離開。她檢查父親的身體狀況，在我父母家四處查看，看哪裡可能潛藏危險，也幫他們想想哪裡可以放病床，並安排護理師和照護員前來服務的時間。他還告訴父親，他只需特別注意兩件事。她發現他的用藥有危險，會任意換藥和改變劑量。她說，他必須把使用的藥物名稱和用藥時間、劑量和反應記錄下來，安寧照顧的醫療團隊才能正確評估藥物的效果，幫助他找出最適合的組合，盡量讓他不會疼痛，也不會頭暈。此外，她告訴父親，如果他要起來或走動，一定要在旁邊有人協助的時候。

「我常常自己站起來，自己走路啊，」他說。

「葛文德醫師，您萬一摔斷髖骨，麻煩可就大了，」她說。

他同意照辦。

## 截然不同的醫療思維

安寧療護的護理師只要求我父親做到兩件事。然而在短短幾天內，就帶來極大的轉變，教我驚訝不已。

父親雖然還是會忍不住改變自己的用藥，但只是小小的更動，而且他確實把藥名、劑量和症狀都記錄了下來。每天，護理師都會上門，跟他一起看用藥紀錄，看是否需要調整。先前，父親不是忍受劇烈的疼痛，就是服用過量的藥物，因此變得口齒不清，不能控制自己的四肢。有了良好的用藥習慣之後，他不再昏沉，疼痛控制也有了改善；只是不能完全擺脫疼痛，讓他不由得生氣或沮喪。

我父親也聽從指示，只有身邊有人協助時，他才會站起來走動。安寧療護服務人員幫我父母雇了一位夜間照護員，在父親晚上要上廁所時，幫忙攙扶。此後，我父親再也沒跌倒過，他的背部和頸部也不再像過去那樣疼痛。他的疼痛控制好多了，力氣也漸漸恢復。我們這才了解，跌倒對他造成的傷害有多大。

我們親眼看到父親過得好多了。他的選擇是對的。他不必犧牲現在，去換取未必可以過得很好的未來。雖然總有一天，他得坐輪椅；但目前他的病情不再惡化，不會很快變成四肢癱瘓。他甚至可以靠助行器走一小段。他的雙手和手臂漸漸有了力氣，打電話、打電腦都不成問題。由於情況穩定，也就比較能接待訪客。不久之後，他就常在家裡舉辦派對。儘管身上仍有一顆可怕的腫瘤，然而他已找到活命的空間。

兩個月後，也就是六月，我從波士頓飛回俄亥俄州的老家。此行不只是為了看我父親，還要在俄亥俄大學的畢業典禮上致詞。我在一年前就接受了邀請，父親得知這個消息，既高興又驕傲，他也要出席，看我榮歸故里。但是，我擔心他的病無法讓他撐到那一刻。在畢業典禮前幾個星期，顯然他看起來有可能參加了，只待我把細節安排妥當。

畢業典禮在俄亥俄大學的籃球場舉行。球場上放了一排排的摺疊椅，讓畢業生坐，觀禮的家人則坐在觀眾席。我們計劃用高爾夫球車，把他載到球場外要上斜坡的地方，把他扶上輪椅，再推到球場邊。但是那天，開高爾夫球車的人直接把他送到了球場大門邊。他堅持要自己走進去，不要坐輪椅。

我攙扶著他，讓他站起來。他抓著我的手臂，於是我們開始往前走。過去半年來，我只看過他在家裡的客廳走一小段路。此刻，儘管他走得很慢，拖著沉重的腳步往前，他還是走過了球場，甚至走上二十級的水泥階梯，坐在觀眾席上。看到父親能走這麼遠，我實在感動莫名。

我告訴自己，這絕不是傳統醫療辦得到的。這是因為那種截然不同的醫療思維，逼我們直視人生的盡頭，討論難以啟齒的問題，才有今天這一幕。

# 第八章 勇氣

老弱之人至少需要兩種勇氣。第一種是面對死亡的勇氣；第二種勇氣更難得了，也就是根據事實，勇敢採取行動。

西元前三八〇年，柏拉圖寫了《拉齊斯篇》，後來收錄在《對話錄》中。此篇描述蘇格拉底和兩位將軍在辯論一個看來似乎簡單的問題：什麼是勇氣？這兩位將軍拉齊斯和尼西亞斯爭論：男孩在接受軍事訓練之時，是否應該讓他們用刀劍和盔甲演練？尼西亞斯認為應該，拉齊斯認為不該，由於僵持不下，他們只好求教於蘇格拉底。

蘇格拉底問：軍事訓練的最終目是什麼？

兩人都同意是培養勇氣。「什麼是勇氣？」蘇格拉底問道。

拉齊斯說：「勇氣是靈魂的忍耐。」蘇格拉底對這樣的答案表示懷疑，他指出，有時並非忍耐才稱得上勇敢，撤退或脫逃也是勇氣的表現。再說，忍耐不是也有可能是愚蠢的？

拉齊斯同意，又說，或許勇氣是「明智的忍耐」。

這樣的定義似乎比較合宜。但蘇格拉底又質疑勇氣是否該和明智結合。

他問，有時，即使是不智之舉，但表現出來的勇氣也教我們敬佩，不是嗎？

沒錯，拉齊斯說道。

換尼西亞斯陳述。他說，勇氣是知道應該害怕什麼或能抱著什麼樣的希望，不管是戰事或是一般日常生活。但蘇格拉底一樣找出這個定義的漏洞。即使在不知未來的情況之下，一個人不是依然可以生出勇氣？其實，我們常常必須這樣。

兩位將軍都被難倒了。故事就到這裡結束。至於勇氣的定義為何，仍無定論。但讀者或許可從中領悟到這麼一個可能的答案：勇氣就是懷抱希望，勇於面對可怕的事實。勇氣是一股明智的力量。

老弱之人至少需要兩種勇氣。第一種是面對死亡的勇氣——也就是懷抱勇氣面對這個可怕的事實。要生出這樣的勇氣很不容易。我們總有千百種退縮的理由。然而，第二種勇氣又更難得了，也就是根據事實，勇敢採取行動。問題是，我們常常不知道怎麼做才是對的。長久以來，我認為這是因為我們仍處於未知，所以很難知道該怎麼做。但我發現，我們必須面對更根本的一個挑戰，也就是決定恐懼和希望何者才是最重要的。

## 最大的恐懼就是病痛的折磨

我從俄亥俄州回波士頓之後，一天深夜，醫院同事緊急呼叫我：道格拉斯太太又回來了，一樣不能進食。她的腫瘤又再增生，她已在家待了三個半月——這已比我想的要來得久。來醫院之前的那個星期，她的症狀愈來愈嚴重：脹氣、腹部劇痛、噁心以及嘔吐。腫瘤科醫師要她趕緊到醫院。造影掃描顯示，她的卵巢腫瘤不斷蔓延，致使部分腸子再度堵塞。現在還有個新的問題，她的肚子因腹水而鼓脹。腫瘤使她的淋巴系統完全堵塞，過多的體液於是蓄積在腹腔內。（這樣的液體若是出現在橫隔膜上方，如罹患肺癌的莎拉，胸腔就會出現胸水，造成呼吸困難。液體若是累積在橫隔膜下方，如道格拉斯太太，腹部就會因腹水鼓脹得像氣球。）

我走進道格拉斯太太的病房，如果我沒看過她的造影掃描的片子，必然不知道病情已如此嚴重。我一踏入房門，她就說：「瞧，是誰來了？」似乎這裡是個雞尾酒派對。「你好嗎？好久不見！」

我說：「這個問題應該由我來問才是。」

她展開燦爛的笑容，向我介紹病房裡的家人。「他是我先生亞瑟，你已經見過了。這是我兒子，布雷特。」她逗我發笑。現在都已經是晚上十一點了，她一整天都吃不下任何東西，連一口水都沒辦法喝。但她還是擦了口紅，白髮梳得整整齊齊，而且堅持要向我介紹她的家人。她當然知道自己病情嚴重，但她討厭當病人。

我告訴她造影掃描的結果。她並沒有不願意面對事實，問題是，她要怎麼做？就像我父親的醫師一樣，我和腫瘤科醫師一起為她擬定了許多選擇。目前有許多化療新藥可用，或許可使她身上的腫瘤縮小，為她減輕負擔。她也可以考慮幾種手術。我告訴她，即使她接受手術，我可能無法將阻塞腸子的腫瘤切除乾淨，但可設法讓腸子繞過腫瘤，或從腸子阻塞的上方切開，為她做腸造口術。我也可以置入引流導管，從腸子阻塞的上方把蓄積的液體引流出來。當然，這些手術都可能帶來嚴重的併發症，例如術後傷口破裂、腸子裡的東西滲漏到腹腔造成感染等，但她至少有希望恢復進食。我還告訴她，化療和手術都不做也可以，我們可以給她控制疼痛、避免噁心的藥物，並為她安排居家安寧照護。

這麼多的選擇擺在她眼前，每一種聽起來都很可怕，一時之間，她不知道應該怎麼辦。我這才了解，我又變成了告知式的醫師——我已經把所有的事實和數據告訴你了，請你自己做決定。一種羞愧的感覺湧上心頭，於是我轉換方向，提出幾個問題。這些問題正是我在父親病重時提出的：她最害怕、擔心的是什麼？對她而言，什麼樣的目標最重要？衡量得失之後，她願意犧牲什麼，又有哪些是她不願犧牲的？

這些問題不是每個人都能回答，但她都答出來了。她說，她希望能過得舒服一點，不要疼痛、噁心或嘔吐。她想吃東西。如果可以，她最大的心願就是可以再站起來。至於她最擔心的則是無法享受人生——不能回家與摯愛的家人在一起。

至於她是否願意為了拉長存活時間做出犧牲，要求自己現在忍耐。她說，她自知來日不多，沒有什麼可以犧牲的。她最在乎的就是目前的分分秒秒和她的家人。她說，她一心掛念著這個週末的一場婚禮，無論怎樣，她一定要參加。她說：「那天是我小叔迎娶我好友的日子。」她還是這對佳偶的媒人呢。再過兩天就要舉行婚禮，也就是在星期六的下午一點。她說：「這可是天大的喜事。」她先生將幫忙拿婚戒，而她則是伴娘。她說：「我非去不可。」

醫療方向忽然變得很清楚。化療不大可能使她現況好轉，而且會耗費她許多時間。如果開刀，她也無法出席婚禮。於是，我們設法讓她這幾天的狀況好一點，婚禮結束回到醫院之後，我們再來想下一步。

我們用一根長針刺穿她的腹部，引流出一公升多的茶色液體，讓她暫時覺得舒服一點，再開止吐藥給她。如此一來，她又能喝下流質食物，就不會脫水了。星期五下午三點，她終於可以出院。我告訴她，不能喝比蘋果汁更濃稠的液體，而且婚禮結束就要回醫院找我。

可惜，這計畫沒能成功。當晚她就回到醫院。光是坐車那一點搖晃和顛簸，她就忍不住又吐了。接著，腹部劇痛。待在家裡只有更糟。

我們同意，目前最好還是開刀，於是排定明天手術。我的主要目標是讓她恢復進食並置入引流管。術後，她可考慮是否接受化療或是選擇居家安寧照護。她很清楚自己的心願為何，也知道該怎麼做。

只是她仍有疑慮。第二天早上，她說她要取消手術。

她說：「我很害怕。」她覺得自己沒有接受手術的勇氣。她輾轉反側，想了一夜，她不斷想到手術的疼痛、管子、腹部可能會出現一個醜陋的造口，以及令人恐懼的併發症。「我不想冒險，」她說。

我跟她談了之後，發現她並不是沒有勇氣面對冒險，而是現在思緒一團亂，不知如何才能整理清楚。她說，她最大的恐懼就是病痛的折磨。雖然手術就是為了減輕她的痛苦，但她擔心手術之後，情況非但沒有好轉，反而變得更糟。

我說，沒錯，的確可能會變成這樣。接受手術之後，她有可能恢復進食能力、不會再噁心，然而手術也可能只為她帶來更多的痛苦。我估計，她因手術病情好轉的機率約有百分之七十五，變糟的機率則是百分之二十五。

因此，她到底該怎麼做才對？為什麼做選擇會讓人這麼痛苦？我了解，這樣做選擇遠比風險的計算來得複雜。術後，她的噁心能有多少改善？進食的機率呢？疼痛與感染的情況呢？要做腸造口術的可能性為何？她是否能忍受肚皮上出現一個讓人不忍卒睹的造口袋？

## 康納曼提出「峰頂—結尾原則」

大腦給我們兩種評估經驗（如疼痛）的方式，包括我們當下的感覺、以及事後回想起來的感覺，但這兩種方式會相互矛盾。榮獲諾貝爾獎的心理學家康納曼（Daniel Kahneman）曾以一系列的實驗來說明這點，並在經典之作《快思慢想》裡闡述。在一項實驗中，他和多倫多大學的瑞德邁爾（Donald Redelmeier）醫師，研究了二百八十七位在清醒的情況下，接受大腸鏡檢查和體外震波碎石術的病人。研究人員給病人一部機器，請他們每六十秒估量一次疼痛的強度：如絲毫不覺得疼痛為一分，無可容忍的劇痛則給十分，以量化疼痛感覺的變化。最後，病人再就剛才的檢查或手術，評量整個過程帶給他們的疼痛之感。這樣的檢查與手術最短歷時四分鐘，最長超過一個小時。病人大都陳述，在這整個過程當中，大抵覺得只有一點點疼痛、到輕度疼痛，偶爾會覺得很痛。至少有一度曾疼到十分者，在接受大腸鏡檢查的病人中有三分之一，接受體外震波碎石術的病人中有四分之一。

我們自然以為，最終評定的分數是之前每一分鐘測量分數的總合，認為忍受疼痛的時間長，要比覺得疼痛的時間短來得糟；而且疼痛程度若低於平均，要比高於平均來得好。但是，這樣的猜測不同於病人述說的體驗。他們對疼痛最後的評估，大抵和忍受疼痛的時間長度無關。

他們的評估值為何，可利用康納曼提出的「峰頂─結尾原則」來做預測：平均值的評估主要是看兩個時間點──感覺最痛的那一刻、以及結尾的那一刻。進行這些醫療處置的腸胃科醫師，對病人疼痛評估的平均值，也是根據這兩個時間點，也就是最痛的那一刻和結尾的那一刻，而非視疼痛分數的總和而定。

我們似乎有兩個自我，其中一個是「經驗的自我」，這是經歷每一刻的自我，另一個則是「記憶的自我」。對於記憶的自我而言，只記得最糟和最後的一刻。記憶的自我似乎依循「峰頂─結尾原則」，即使結尾的那一刻為異常，依然根據這個原則。只要在快結束的那幾分鐘，疼痛消失了，即使病人先前已忍受半小時以上的劇痛，最終評估的結果仍是沒那麼痛。他們通常會說：「其實沒有那麼糟。」然而，如果快結束時才感覺劇痛，則病人對疼痛的評估分數會大幅升高。

其他情境的研究，也證實康納曼的「峰頂—結尾原則」沒錯，即使疼痛持續很久，也可能因為這個原則而受到忽略。研究人員發現，這個原則也可運用在快樂經驗的評估上。每個人都有這種看球賽的經驗：有一支隊伍幾乎從頭到尾的表現都令人讚賞，可惜在最後快結束那一刻出現失誤。我們會因此大失所望。然而，這種判斷有根本的矛盾。整場球賽幾乎都使「經驗的自我」興奮、雀躍，只是最後才變得不悅，然而「記憶的自我」卻完全感受不到任何樂趣。

即使經歷了完全相同的經驗，但「記憶的自我」和「經驗的自我」所認定的有天壤之別，那我們該聽從哪一個？這就是道格拉斯太太的苦處，由於我有責任引導她，我也跟著難過。我們是不是該聽從「記憶的自我」，把焦點放在可能會出現的最糟結果？還是應該聽從「經驗的自我」？如果她接受手術，進而得以改善進食的問題，痛苦的平均感受是不是要比取消手術、直接回家好些？

我們終究不是以過去每一刻的感覺，來為自己的人生下定論。若我們把人生切成無數個片刻來看，我們做的事情大都無聊得可以，還有很多時候都在睡覺。對人類而言，人生之所以有意義，是因為人生是一個故事。這個故事是完整的，有高潮，也有驚喜。如果把人生切成無數個一分鐘來看，從這每一個微細的切片，並不能看出存在的意義。

看起來快樂的人生也許是空虛的，而看起來艱難困苦的人生則可能是偉大的。人活在世上，不是只為了自己，還有崇高的目的。「經驗的自我」沉浸在每分每秒的過程中，然而「記憶的自我」才知快樂的峰頂與悲慘的谷底在哪裡，也了解整個人生的故事。我們很容易被最後結果影響。如果你是球迷，明明看賽事看了三個小時，看得如痴如狂，為何會因為最後幾分鐘的失誤唉聲嘆氣？因為一場球賽就是一個故事，只要是故事，人人都最關心結尾。

不管怎麼說，我們仍該提醒自己，不要忘了「經驗的自我」。不是只有峰頂和結尾才重要。如果我們只在意片刻的狂喜，不喜歡恆常的快樂，如此「記憶的自我」就不夠明智。

康納曼論道：「人類心智的設計本來就存在矛盾。對痛苦和快樂，我們與生俱來就有這樣的傾向：希望痛苦愈短暫愈好，快樂愈長久愈好。但是，我們的記憶……會凸顯痛苦或快樂最強烈的片刻（即峰頂）以及結尾那一刻的感覺。記憶不理會感受痛苦和快樂的時間長度，因此無法使我們的痛苦縮短，快樂延長。」

人生在世的時間有限，我們不知道該怎樣才能拿捏好人生的輕重緩急，我們被迫必須面對一個事實，那就是「經驗的自我」與「記憶的自我」都是我們切身的記憶。我們不願陷入長久的痛苦，也不希望快樂轉瞬即逝。然而，某些快樂會使我們覺得忍受痛苦是值得的。但總歸是，峰頂很重要，結尾亦然。

## 人生故事的完美結尾

道格拉斯太太不知道自己是否願意面對手術的痛苦，而且害怕情況會變得更糟。她說：「我不想冒險。」我了解，她的意思是，她不想狂賭，輸掉自己的人生。

然而，從一方面來看，對人生，她還有很大的期待，她還有好多事想做。像是那個星期，她去了教會，開車到商店買東西，為家人做晚餐，跟亞瑟一起看電視，跟孫子聊天，並給他一些建議，還和好友討論婚禮計畫——她多麼希望能擺脫腫瘤的威脅，過著活躍的人生。如果能夠這樣，那她就願意咬緊牙根忍受痛苦。從另一方面來看，她的病情已經夠嚴重了：她的腸子堵塞，肚子因腹水而鼓脹，又像轉不緊的水龍頭不斷滲漏。她不希望冒險接受手術，讓情況變得更糟。似乎，我們就卡在這裡，無計可施。然而，預定開刀的那個星期六早上，我在病房跟她談，突然恍然大悟，她已經把我想知道的一切告訴我了。

我跟她說，還是要開刀，而且我已經知道方向為何，也就是在不冒險的前提之下，盡可能讓她可以回家。我說，我會用腹腔鏡先探測一下，看腸子阻塞的地方是否容易解決。如果棘手，就置入引流導管就好了。我將只施行緩和手術，也就是把風險降到最低，以解決她的痛苦為原則，讓她在術後立刻可以覺得舒服得多。

她沉默不語，似乎陷入長考。

她女兒握著她的手，勸道：「媽，還是開刀吧。」

她說：「好吧，但是別冒險。」

我說：「好，不冒險。」

她接受麻醉、失去知覺之後，我在她肚臍上方切了個一．二公分寬的切口，稀稀的血色液體立即湧出。我戴了手套，把一根手指伸入這個孔洞之中，看看是不是有足夠的空間插入光纖鏡。但我發現開口被一團硬硬的東西擋住，那是被腫瘤包圍的腸子。我連腹鏡腔的微型攝影鏡頭都放不進去。我請住院醫師拿著刀子，把切口往上切開到我的手能伸進去的地步，以目視她的腹腔內部。我發現洞口下方有一段腫脹的腸子仍可移動，心想或許可把這段腸子拉到腹壁，做一個造口，讓她可以進食。沒想到，那段腸子還是被腫瘤絆住了，如果勉強拉扯，可能會出現無法修補的破洞。腸子破了可就麻煩了。所以，我們在這裡打住。我知道她想要什麼，絕對不要冒險。於是，我們轉移目標，置入兩支長長的塑膠引流管，一支直接插入她的胃，以清空胃部的東西，另一支則放在開放的腹腔中，以把消化道外的液體引流出來。接著，把切口縫好，這臺刀就此結束。

我告訴她的家人，我們無法幫助她進食。道格拉斯太太清醒後，我重述一次這個結果。她女兒哭了，她先生則謝謝我們努力嘗試。道格拉斯太太假裝不以為意。

「反正，我對美食也沒多大興趣，」她說。

引流管使她不再那麼噁心想吐，肚子也不怎麼疼痛了。她說：「我的症狀好了九成。」護理師指導她，如何在想吐的時候，把胃管接上袋子；腹部鼓脹得難受時，一樣把腹腔引流管接上袋子。只要是飲料，她都可以喝，嘴饞的時候，甚至可以吃一點軟爛的食物。三天後，她就回家了，由安寧照護團隊照顧她。出院前，她的腫瘤科主治醫師和專科護理師都來看她。她問，她還能再活多久。

「兩人眼裡都含著淚水，這大概就是他們給我的答案，」道格拉斯太太告訴我。

幾天後，我下班後去她家看她。她親自來應門。她向我道歉說，因為她身上插著引流管，不得不穿睡袍。我們坐在客廳，我問她情況如何。

她說，還不錯。「然而，我自己知道，我似乎一步步滑入死神的懷抱。」出院回家後，一天到晚都有親友來看她，她很高興見到他們。「看到他們，我才感覺自己真的還活著。」她的家人會錯開客人來訪的時間，免得她太累。

她說，身上這些管子真討厭，教她不舒服。「我原本沒想到管子會這麼干擾我。」但當她第一次發現，只要打開導管就可止住嘔吐，想法就不一樣了。她說：「我看著這些管子，說『謝謝你們』。」

她只服用泰諾控制疼痛。她不喜歡用麻醉止痛藥，因為會讓她昏昏欲睡，全身虛弱，沒有精神跟訪客見面。「安寧照護人員恐怕被我搞糊塗了。我一下子說：『我希望不痛，給我藥吧。』我指的是麻醉止痛藥。但我立刻又說：『不過現在還不需要。』」

我跟她聊天的時候，她常說起往事。那真是美好的回憶。她說，她已經從上帝那裡得到寧靜。至少，她讓我感覺，我這次做對了，和病人一起做了正確的決定。道格拉斯太太的人生故事的結尾，雖然和她自己想像的不同，但她已心滿意足，因為她能根據自己心中的優先順序來做選擇。

半個月後，她的女兒蘇珊寫了一封信給我。「家母已於星期五早上過世。她在平靜的睡夢中安然離世。她離開的那一刻，只有我父親在她身邊，其他家人都在客廳。對家母的人生而言，這可說是完美的結束。」

## 生存的最終目標並非好死，而是好好活到最後

我不敢說，生命的結尾是可以控制的。其實，沒有人真的能夠控制。我們的生命終究會被物理定律和生物學定律左右，也會受到意外事件影響。重點在於，我們並非只能聽天由命。勇氣就是正視這樣的現實。我們還有行動的餘地，能塑造自己的故事，只是隨著年華老去，我們的限制愈來愈大。

我們可以得到一個清楚的結論：我們對老人、病人的照顧做得不好，是因為我們誤以為對他們而言，最重要的是安全和活得久一點。其實，如果要延續有意義的人生，則必須把握機會，塑造自己的餘生。我們還有機會重新打造適合老人居住的機構，改變我們的文化，用不同方式來對話，使每一個人的生命之書最後一章，都能變得精采。

問題是，我們該做到什麼樣的程度？的確，每個人對人生的自主權與控制權應該延續下去，然而如果有人希望早一點死亡呢？「協助自殺」這樣的術語應運而生。只是還有一些人寧可說這是「有尊嚴的死亡」。當我們同意某些人不吃不喝、不接受治療以求速死時，顯然我們已經認識到這種權利的某種型式了，即使從整體情勢來看，醫學仍是持反對意見的。每當我們移除病人的人工呼吸器或拔出鼻胃管，其實無異於在加速病人

的死亡。經過一些抗爭後，目前心臟科醫師已接受病人有權自行決定關掉心臟節律器。此外，我們也認同給病人高劑量的痲醉止痛劑，以減輕他們的疼痛與不適是有必要的，即使明知這樣會使病人更快死亡。我們希望自己的哲學思維是有連貫性的，因而試圖辨別此二者有何不同：同意病人有權停止外在的人工維生系統；同意病人有權停掉天生的內建機制，放棄求生。然而，這實在很難。

追根結柢，這些辯論都和我們最害怕造成的錯誤有關，也就是延長病人的痛苦或是縮短病人的寶貴生命。我們會阻止健康的人自殺，因為我們知道他們內心的痛苦再怎麼難熬，通常只是暫時的。我們相信，如果得到協助，「記憶的自我」所見與「經驗的自我」會有差別。事實上，自殺獲救的人很少會再嘗試自殺，大多數的人終於能夠體會活著真好。但是對末期病人而言，他們的痛苦只有愈來愈多，只有鐵石心腸的人不會起憐憫之心。

然而，我也擔心，如果醫界能協助病人加速死亡，會帶來什麼樣的後果。讓我憂心的，與其說是這樣的權利遭到濫用，不如說是病人會依賴這樣的權利。為了避免錯誤和濫用，有關當局一直小心規範。

目前，允許醫師開致命處方的國家包括荷蘭、比利時和瑞士，美國有幾個州也可以，像是俄亥俄州、華盛頓州和佛蒙特州，但是只能為末期成年病人開立這樣的處方，前提是病人並不是因為沮喪或有精神病症，而是已痛苦到生不如死的地步，並且多次在不同場合一再提出要求。此外，醫師在開立死亡處方之時，還需要第二位醫師證明病人符合條件。

不過，這種做法怎麼說還是與文化有關。例如在荷蘭，醫師協助自殺，幾十年來都是合法的，也沒遭到民眾強烈反對，選擇這種自殺方式的人也有增多的趨勢。到了二〇一二年，在荷蘭每三十五人就有一人尋求協助自殺，我們並不能說這是一種成功。事實上這是一種失敗——因為我們生存的最終目標並非好死，而是好好活到最後。荷蘭的安寧照護計畫發展緩慢，才會有這麼多人選擇協助自殺。荷蘭人認為重病或重殘者很難利用其他方式減少痛苦、增進生活品質，協助自殺的做法才會大行其道。

當然，人生走到盡頭，有時無可避免的要面對難以忍受的痛苦。幫助這樣的人減少痛苦或解決痛苦，可能是必要的。如果有機會，我會贊成立法讓醫師開致命藥方協助這些人。但是其中可能有半數根本不會用到這樣的處方。他們只想要確定，必要時自己有此控制權，就放心了。但是，假如我們只顧到給予病人這種控制權，卻沒有用心於增進病人的生活品質，整個社會都將蒙受其害。

協助自殺簡單，協助生活難得太多，然而若能有成，貢獻將無可比擬。

## 由自己譜寫人生的最終樂章

只是在痛苦的當下，我們往往很難有這樣的洞視。有一天，我接到珮格・巴克海德的先生馬丁打來的電話。珮格是我女兒杭特的鋼琴老師。馬丁說：「珮格住院了。」

我知道珮格得了重病。兩年半前，她臀部右邊疼痛。之後，幾乎長達一年之久，醫師都診斷是關節炎。在珮格疼痛變得更加嚴重時，有一位醫師甚至建議她去看精神科醫師，還拿一本書給她看，教她如何「讓疼痛消失」。直到她接受造影掃描檢查，才知先前的關節炎是誤診，她臀部長了一個直徑約有十三公分的軟組織肉瘤。這是一種罕見的癌症，而腫瘤已侵犯到她的骨盆腔，並使她腿部出現大血栓。她接受了化療、放射線治療和腫瘤根除術，骨盆切掉了三分之一，再用金屬重建。接受治療的這一年有如煉獄。她因為併發症，在醫院住了好幾個月。她喜歡騎自行車、做瑜珈、彈琴和教琴、和先生帶家裡的牧羊犬出去遛遛。但是，這一切都得放棄了。

儘管如此，珮格還是漸漸恢復，甚至可以繼續教琴了。她使用前臂式枴杖——這種柺杖有可以卡住前臂的前臂套，以手腕支撐為主。除了拿柺杖，她仍和以前一樣優雅，不久學生都回來跟她上課。她六十二歲，身材高窕，戴著大大的圓形眼鏡。有一頭赤褐色的秀髮、髮絲濃密，剪了個亮麗的鮑伯頭。她既親切又溫柔，學生都很喜歡她。比方說，我女兒杭特有一個音老彈不好或某個技巧不會，珮格總是很有耐心的要她試試這個或那個。等杭特終於彈出來時，她就會緊緊抱著杭特，說她好棒。

出院回家一年半以後，珮格又覺得不適，原來是放射線治療引發的不正常白血球增生。於是她又再度接受化療。在治療期間她繼續教課，只是每一、兩個星期，杭特就得調課。我們不得不跟杭特解釋為什麼會發生這樣的情況，即使那時她才十三歲。而珮格雖然辛苦，還是想辦法撐了下去。

後來，珮格一連兩個星期都停課。我就是在這時候接到馬丁的電話。他是從醫院打來的。他說，珮格這次在醫院住了好幾天，他把手機免持聽筒打開，讓珮格可以跟我講話。她氣若游絲，常停頓了好一會兒才能繼續說。她說，她很明白自己的情況。幾個星期前，她發現治療失效，免疫系統潰守，於是出現發燒、感染等症狀。造影掃描顯示，她的軟組織肉瘤又開始在臀部增生，還波及肝臟。臀部的腫瘤使她痛到動彈不得，更因此出現大小便失禁。這就像最後的一擊。她雖已住院，但不知如何是好。

我問，她的醫師有告訴她還能做些什麼嗎？

她說：「他們能做的有限。」她語氣平淡，然而我聽得出她的絕望。醫護人員已幫她輸血，給她止痛藥。她的發燒是因腫瘤而起，因此醫師給她類固醇治療。至於化療，則已停止。

我問，她了解自己的情況嗎？她說，她知道她就要死了，每一個人都束手無策。她的聲音變得憤怒。我問，她有什麼目標想要完成？但她覺得自己已了無希望，什麼都別想做了。我又問，關於未來，她害怕什麼？她說了一大堆：更多的痛苦、因無法控制自己的身體而覺得屈辱、不能離開醫院等。說到一半，她就哽咽了。她說，她在醫院這段時間只是愈來愈糟，她又時日不多。我問，有沒有人跟她談安寧療護。她說，有，但她認為這種照護恐怕無濟於事。

在這種情況下，也許有人認為珮格除了「協助自殺」，別無其他選擇。但我和馬丁盡力說服珮格選擇安寧療護。我說，至少讓她回家吧。只要回家，或許她就會覺得好一點了。我向她解釋安寧療護的宗旨——至少理論上來說，是幫助病人每一天都盡量好好過，當然，在現況下怎麼樣才叫做好，要由病人來定義。我跟珮格說，她似乎已有一段時間過得相當辛苦。

「沒錯，已經很久了，」她說。

我說，我們就以度過美好的一天做為目標。這似乎很值得期待。不到四十八小時，她就辦好出院，回家接受安寧療護。我們跟杭特說，珮格因為病重，不能再教她了。這消息對她有如晴天霹靂。她好愛珮格，她想知道能不能再跟珮格上一次課。我們說，看來已經沒有機會了。

沒想到，幾天後我們接到珮格打來的電話。她說，如果杭特想上課，她還能教她，如果杭特不想上課，也沒關係。她又說，她不知道還能幫杭特上幾堂課，但她會盡力。

在安寧療護團隊的照顧下，珮格終於可以幫學生上課。這實在教我想像不到，連珮格本人都覺得意外。安寧療護的護理師黛博拉來看珮格時，詢問對她而言最重要的事是哪些，以及度過最美好的一天對她有何意義。黛博拉說，她們可以一起努力達成目標。

最初，珮格認為，只要能克服每天遇到的困難就夠好了。療護團隊在她家一樓擺了病床，讓她不必爬上樓梯。他們還在她的床邊安裝了一座洗臉臺，也想出幫她洗澡、穿衣的方法。為了幫她控制疼痛，護理師為她準備了嗎啡、加巴噴丁（Gabapentin）和羥考酮（oxycodone），並使用中樞神經興奮劑甲基酚尼錠（methylphenidate）讓她可以提振精神。

疼痛控制得當、精神也比較好之後，珮格就不再焦慮，得以想辦法過得好一點。馬丁後來說：「她已設定好目標，知道要怎麼過日子。她希望能繼續在家裡教學生。」

像珮格這樣的癌末病人，每次要幫學生上課前，得和黛博拉預先計劃，看要怎麼用藥。馬丁說：「她在上課前必須多打一點嗎啡，讓身體舒服一點，但又不能打太多，免得頭暈、無力。所以她每次上課，精神都很不錯，接下來的幾天也是。」

珮格和馬丁沒有生育，珮格的學生來上課，家裡就變得熱鬧多了。馬丁說，她想在離去前，好好交代一些事。「她希望能跟親愛的朋友好好道別，還有一些話要跟學生說。」

珮格回家接受安寧療護之後，過了六個星期才去世。杭特總共去她家上了四次課，期間珮格還辦了兩場告別音樂會。珮格以前教過的學生演出了一場，他們來自全美各地，現在已是傑出的青年音樂家。另一場則是由她目前教的學生上場，都是中學生。這些學生聚集在她家客廳，為親愛的老師演奏布拉姆斯、德佛札克、蕭邦和貝多芬。

科技社會常會遺忘學者說的「臨終者的角色」以及這個角色對人們的重要性。在一個人生命即將走到盡頭之時，會想與人分享自己的回憶、心得、紀念品，會想解決過去的恩怨，在意自己能在死後留下什麼，和上帝和好，並且希望親朋好友不會太悲傷。他們希望由自己來寫完人生的最終章。這樣的角色對死者和生者都很重要。如果我們因為遲鈍或疏忽，沒能讓即將死亡的人完成這樣的角色，將會讓人遺憾萬分。身為醫師的我們，往往在臨終之人的身上留下很深的傷口，卻對自己造成的傷害視若無睹。

珮格總算好好完成了「臨終者的角色」，直到最後陷入譫妄，意識時有時無。再過三天，她就離開這個人世了。

我將永遠記得她最後的身影——她在告別音樂會結束時，把杭特帶到一邊，送她一本樂譜，然後摟抱著她。

「寶貝，你是最特別的，」她在杭特耳邊低語。她希望杭特永遠記得她的話。

## 這一天終究來到！

我父親的故事差不多也要進入尾聲。儘管我已得到教訓，也做了準備，然而等到那一刻真正到來，還是慌張忙亂。早春，自從他接受安寧療護，情況似乎還好；儘管一開始還有些不習慣，但他可以應付。我母親也請了幾個人來幫忙。父親已展現鋼鐵般的意志，決定好好度過人生的每一天。

只是每一天他都得面對痛苦和羞辱。他每天都需要灌腸，他因失禁而弄髒床單，止痛藥讓他迷迷糊糊、頭暈腦脹、疲倦沉重——他討厭這些副作用。他不想昏睡一整天，希望與人互動。只是，他的疼痛愈來愈麻煩。劑量減輕一點，他就會頭痛欲裂，頸部和背部痛到動彈不得。他的整個世界像是完全被疼痛宰制。於是，他得時時調整劑量，找出最好的組合，讓自己既不會痛，也不會昏沉，可以覺得自己像是個正常人，回到發病以前的狀態。但是，不管他怎麼調整，正常過活似乎遙不可及。

不管如何，那年春天到初夏，他常在家中以男主人之姿舉辦派對。他計劃在他創立的印度學院興建新大樓。儘管他的手愈來愈虛弱無力，每天仍會寫個十來封電子郵件。幾乎每天晚上，他都會和我母親一起看一部電影，而且在為期兩週的溫布頓網球賽中，為喬科維奇加油，直到他獲得冠軍。我妹妹帶了新男友回家見我父母。她覺得此人應是她的真命天子（後來果然成為我妹婿）。父親看她找到好對象，滿心歡喜。每天，他都感覺到美好的片刻。幾個月下來，我們似乎覺得他可以照這樣子繼續過下去。

現在回想起來，那時已顯示難以為繼的徵兆。他的體重愈來愈輕，止痛藥的劑量則愈來愈高。八月初，我收到幾封他寄給我的電子郵件，有些字句已難以解讀，像是：「阿圖，whohirnd li9ke Sude……」他在最後一封電郵說明：

**阿圖，**

**對不起，我先前寫了一些亂七八糟的東西。我情況不大好。**

**愛你的，**

**爸**

我打電話給他。他現在講話很慢，而且每句說完都要停頓很久，才說下一句。他解釋說，他現在頭腦不清楚，很難與人溝通。他說，他已經不知道自己在電子郵件裡寫了什麼。雖然開頭還好，之後就好像在亂寫。他的世界變得愈來愈小。

八月六日，星期六早上八點，我接到母親打來的電話。她很驚恐的說：「你爸一直沒醒。」他還有呼吸，但就是怎麼叫都叫不醒。我們猜測，他應該是藥物過量。前一天晚上，他堅持要吃一整顆的麻醉止痛劑丁基原啡因（buprenorphine）。我母親解釋說，他只能吃半顆，勸他不要吃這麼多，他就生氣了。父親說，他很痛，非吃一顆不可。後來就一直沒醒來。我母親也是醫師，依本能檢查他的瞳孔，發現他的瞳孔變成針狀，看來是藥物過量。我們討論之後，決定再等一下，看藥效過後，他會不會自己醒來。

三個小時後，母親又打來了。她說，她叫了救護車，沒通知安寧療護機構。

「阿圖，我看他臉色青紫，不得不送醫。」現在，她人在急診室。「他的血壓只有五十，還是沒醒來，血氧很低。」

急診醫師給他打了鴉片類藥物拮抗劑納洛酮（naloxone），說他如果真的藥物過量，應該可以清醒。但父親依然沒有反應。胸部X光顯示他左肺出現肺炎，醫護人員於是給他戴上氧氣面罩，供給純氧，接著注射抗生素。然而，父親的血氧濃度依然低迷，無法上升到七十，這樣下去會有生命危險。我母親說，醫師問說要不要幫他插管並打上點滴，以維持呼吸與血壓，然後把他送進加護病房。她不知道該如何是好。

在一個人快走到人生盡頭時，總有另一個人必須負責做決定。我們之前已想到這一刻，大抵已做好準備，也好好談過了。我父親堅持要寫完自己的人生之書。他不要插管，不要無謂的折磨。他只想待在家裡，跟親愛的家人在一起。

但事情接二連三而來，教人措手不及。代行醫療決定的家人，總是痛苦萬分。前一天，他還好好的，似乎可以再撐幾個星期，甚至幾個月。現在，我母親如何相信，說不定再過幾個小時，他就要離我們而去？她心痛如絞。我跟她說，父親說過他不想待在加護病房。人生的結尾很重要，不只是對死者，對生者也是。母親最後決定告訴醫師不要插管。我打電話通知我妹妹的時候，她正要搭火車去上班。這消息讓她很錯愕。

「怎麼可能？」她問道：「難道他真的不能回到昨天的狀態？」

「似乎不大可能，」我說。在這樣的情況下，家人常會有意見衝突。我知道父親在世的日子沒剩幾天了，我擔心延續他的生命只會讓他更痛苦，能安然離世也是很圓滿的事。但我妹妹和母親都不相信他已經快死了，只怕沒能讓他多活一些時間。我們現在的共識是不插管，希望他能撐到我和妹妹趕到之時。父親轉到單人病房，我和妹妹拚命找機位飛回俄亥俄州。

接近傍晚的時候，我在機場等候登機，接到母親打來的電話。

「他醒了！」她欣喜若狂的說。我父親不但能認出她，還問他的血壓是多少。我為自己的悲觀感到尷尬，我怎麼能認定父親不會醒來。大自然總是變化莫測，難以預料。接著，我想，不管如何，我還是得趕回去，他說不定還能再撐久一點。

結果，他只撐了四天。我們趕到他的病榻旁，發現他很清醒，正為了我母親送他到醫院在生氣。他說，沒有人聽他的。他醒來時，痛到不能自已，但醫師不肯給他足夠的麻醉止痛藥。父親深怕自己會痛到昏迷。我和護理師商量，說他在家都吃一顆，半顆是不夠的。護理師說，她必須詢問值班醫師。結果，醫師還是堅持只能給半顆。

到了凌晨三點，父親忍無可忍，他在病房大吼大叫，要求拔掉點滴，他要回家。他叫道：「你們為什麼只會袖手旁觀？要讓我活活痛死嗎？」他已經痛到神智不清，甚至拿手機打電話到遠在三百多公里外的克利夫蘭醫學中心，大罵他們的值班醫師，說他不管病人死活。值班護理師終於拿到醫囑，要幫他注射麻醉止痛劑。但父親說，不用了，「這沒有效啦！」他說。我們說好說歹，終於在凌晨五點，說服他讓護理師幫他打麻醉止痛劑。打了之後，疼痛才漸漸消失，他也慢慢平靜下來，但還是堅持要回家。他知道醫院只會不計代價讓他活下來，絕對不會讓他自己做決定。

## 完成人生之書的最後幾句話

天亮後，我們請醫護人員給我父親早上的藥，停掉他的氧氣和治療肺炎的抗生素，我們要帶他回家。不久，他就回到家，躺在自己的床上。

他身邊只剩下我的時候，一再叮囑我說：「我不要再受折磨了。無論如何，你得答應我，別再讓我受苦，好不好？」

「好！」我說。

這樣的承諾似乎很容易，其實很難做到。光是解尿就是一大問題。就在之前的一個星期，他的癱瘓變得嚴重，開始無法解尿。此刻他覺得膀胱很漲，但就是尿不出來。我攙扶他到浴室，讓他坐在馬桶上，然後坐在旁邊等。等了半小時，還是一滴都出不來。但他說：「再等一下，我就快尿好了。」他想轉移話題，於是說這免治馬桶是他幾個月前請人安裝的。他說，這款電動馬桶很神奇，可以把他的屁股清洗得一乾二淨，還有溫風乾燥功能，因此不用麻煩別人幫他擦屁股。他說，他會好好照顧自己的。

「你用過這種馬桶嗎？」他問。

「還沒。」

「你該用用看，」他笑著說。

他還是尿不出來。接著，他的膀胱開始痙攣，他痛到呻吟。他說：「你得幫我導尿。」安寧療護護理師早已預想到這種情況，備好了導尿管，並教我母親怎麼做。但我已經為我自己的病人做過不下一百次，我會做。於是，我把他從馬桶上拉起來，扶他回到床上，幫他導尿。從頭到尾，他都緊閉眼睛。我一把導尿管插進去，尿液就源源不斷流出來。他終於鬆了口氣。這種解放的感覺不是「爽快」二字足以形容的。

目前，教他最難熬的就是腫瘤帶給他的疼痛。疼痛不是難以控制，難的是控制幅度的調整。回家第三天，他一直在昏睡，叫不起來。我們討論是否給他嗎啡的口服液，把嗎啡滴劑滴在他的舌下，透過口腔黏膜吸收到血流之中。我和妹妹都覺得該給藥，以免他醒來時無法忍受劇痛。母親則擔心他一直醒不來，因此覺得不該給。

「或許一點疼痛能使他醒來，」她淚如泉湧，說道：「他還有好多事想做，不能就這樣走了。」

即使父親的時日已經不多，母親這麼說並沒有錯。在我父親還能動的時候，總是把握每一個機會，從生活中找尋樂趣。他可以享受美食，說他要吃薄餅、米飯、咖哩四季豆、馬鈴薯、黃黃的豌豆糊、黑眼豆酸辣醬，以及他從小就很愛吃的一種叫做希拉的甜點。他打電話跟孫兒說話，整理相簿，也交代了他未完成的一些計畫要怎麼繼續。他緊抓著這些片刻，也就是他生命最後的美好時光。我們在想，是否能再多給他一點快樂？

然而，我想起我給他的承諾，於是依照計畫每兩小時給他一次嗎啡。母親儘管焦急不安，也只能接受。父親靜靜躺著，一動也不動，偶爾發出呼吸聲。他吸氣有時會變得很大聲，聽起來就像在打鼾，但又突然止住，像是鼻子給蓋住了，之後才長長吐了一口氣。他氣管有黏液，氣體穿過就會發出卡啦卡啦的聲響，彷彿碎石在胸腔中搖晃。然後，靜了下來，那樣的安靜有如永恆，之後再從吸氣開始重複這樣的循環。

後來，我們就習慣了。他的雙手在肚子上交叉，安詳、平靜。我們一直坐在他的床邊，我母親一邊喝茶，一邊翻閱地方報《雅典傳訊》，不時操心我和妹妹會不會餓了。能在父親的最後一刻守著他，真好。

他有生之日的倒數第二天下午，突然流了很多汗。妹妹說，我們該幫他擦澡，換上乾淨的襯衫。於是，我們把他的上半身抬起，變成坐姿。他仍然沒有意識，身體沉甸甸的。我們費勁氣力，才把他的襯衫脫下來。我努力回想護理師是怎麼幫病人脫衣服的。就在此時，他突然睜開眼睛。

「嗨，爸爸，」我說。他眼睛張著，四處觀察一下，用力呼吸。

「嗨，」他說。

他看著我們用濕毛巾擦拭他的身體，幫他換上乾淨襯衫。

「爸，你會痛嗎？」

「不會。」他比劃了一下，表示他要起來。我們扶他坐上輪椅，帶他去窗邊看看院子。那裡有花、樹木和陽光，是個美好的夏日。我看得出來，他的神智逐漸清明。

接著，我們推他到餐桌。他吃了點芒果、木瓜、優格，然後吃藥。他無語，像平常一樣呼吸、思考。

「爸，你在想什麼？」我問。

「我在想怎麼樣可以好死。我吃了這麼多東西，恐怕會有點難受。」

我母親不想聽這樣的話。

她說：「我們都很樂意照顧你，我們好愛你。」

他搖搖頭。

「很苦，是不是？」妹妹問他。

「是的。」

「你是不是希望能睡著？」我問。

「是的。」

「難道你不想醒來，跟我們在一起？」母親問。

他不發一語。我們靜靜的等他開口。最後，他才說：「我不要這樣。那太苦了。」

父親在臨終之日經歷的痛苦，並非身體疼痛。藥物已使他不痛。他不時會被意識的浪潮衝上來，聽我們說話，微笑。然而他只要有點清醒，旋即了解他還沒能擺脫一切，就很焦慮。的確，他的身體有問題，但更難面對的是心靈的痛苦——他心神迷亂、擔心未完成的事、放不下我母親，不知別人記憶中的他是什麼樣的人。他只有在睡夢中才覺得安詳，清醒則只有痛苦。大限迫近，他想趕快完成人生之書的最後幾句。

在父親清醒的片刻，有時他會說他要看孫子、孫女。但他們不在這裡，於是我拿出iPad，讓他看照片。父親眼睛張得大大的，露出心滿意足的笑容，目光在照片上流連良久。

不久，他又陷入昏迷。他的呼吸一度曾停止二、三十秒。我以為他已經走了，接著他又開始呼吸。接下來有好幾個小時都是這樣。

傍晚六點十分左右，母親和妹妹在說話，我在看書。我突然發現，他已很久沒呼吸了。

「我想，爸爸沒呼吸了，」我說。

我們聚集在他身旁。母親握著他的手。我們靜靜聆聽。

然而，再也聽不到他的呼吸聲。

# 結語 幫助病人完成更大的人生目標

不管醫師能給病人什麼，治療總有風險或犧牲，只有能幫病人完成更大的人生目標，才值得這麼做。

人終將一死，這意謂我們必須因應身體的桎梏，了解我們的基因、細胞、肌肉與骨骼早已為我們設下限制。醫學給我們非凡的能力，讓我們得以抗拒這些限制。醫學具有寶貴的潛能，這也就是我想當醫師的主因。然而，我一再看到醫學為人帶來傷害，因為我們總是不願承認醫學的能力有限。

醫師的任務究竟為何？長久以來，我們一直認為我們的任務在於使人能活得健康，而且活得更久。其實，這還不夠。我們還有更大的目標，也就是使人身心安適，幸福快樂。人活著就是想過著快樂的生活，而且不是只有在接近生命的盡頭或衰老失能的時候期盼能活下去，我們希望一生都能幸福。不管是得了重病、受到重大傷害或身心崩潰之時，最重要的問題都一樣：你了解自己目前的情況嗎？知道未來可能會如何嗎？你的恐懼是什麼？願望是什麼？衡量得失之後，你願意承擔哪些犧牲？採取什麼行動對目前的情況最有幫助？

近幾十年來，緩和醫療正是以這樣的思維方式，來照顧臨終病人。這門專業仍在發展，希望以同樣的方式幫助其他重症病人，不管他們是否瀕臨死亡。這樣的發展值得鼓勵，然而還沒有到可以慶賀的地步。只有當所有臨床醫師在照顧每一位病人的時候，也能採用這樣的思維，醫療照護才能有重大突破。我們不必要為此成立一個獨立的專科。

如果一個人天生就有限制，醫護人員或醫療照護機構——不管是外科醫師或是養老院，必須擔負的角色就是幫助病人因應這些限制。有時，我們能治癒病人，有時則只能給病人慰藉，有時甚至連讓病人暫時擺脫痛苦都做不到。不管我們給病人什麼，治療總有風險或犧牲，只有能幫助病人完成更大的人生目標，才值得這麼做。如果我們忘了這點，病人因為治療承受的痛苦可能慘無人道。然而，我們要是能牢記這點，付諸實踐，或許能有驚人的成果。

我發覺醫學總有力有未逮之時，能以同理心幫病人解決問題，就是身為醫師的我，或許我該說身而為人的我，最難得的經驗。我從病人身上得到這樣寶貴的啟示——例如道格拉斯太太、我女兒的鋼琴老師珮格，還有我摯愛的父親。

## 了脫生死，離苦得樂

我父親直到臨終那一刻，都能忠於自己的意願和想法，不必委曲求全，強迫自己變成另一個人。為此，我心存感激。他甚至連自己的身後事都安排好了。他要我和母親、妹妹將他火化，把骨灰撒在對他而言最重要的三個地方——俄亥俄州的雅典、他在印度的老家，和恆河。對所有的印度教徒而言，恆河是聖河。根據印度神話，一個人的骨灰落入恆河，才能不墮輪迴，得到救贖。因此，數千年來，印度家庭皆帶著死去家人的骨灰，來到恆河，把骨灰撒到河水裡。

父親過世幾個月後的一天，我們遵照他的遺願，踏上歸鄉之路。我們來到恆河畔的古城瓦拉納西。瓦拉納西興建於西元前十二世紀，神廟林立。凌晨，天光未明，我們即已沿著古城石階走到恆河邊。我們在大師誦經之前已經抵達，然後在他的帶領下，坐上一艘小小的木船。船夫把船划到漆黑的河面上。

空氣沁冷。白霧籠罩著古城的尖塔和河流。一間寺廟的古魯在唸經，透過喇叭把參有雜音的經文聲，傳送到四面八方：船上的人、晨起拿著香皂在河邊洗澡的人、一排排在河畔的石板上洗衣的人聽到了，一隻停歇在泊船處的翠鳥也聽到了。我們看到河畔堆積如山的木頭。那日，有好幾十具遺體要在這露天火葬場火化。行過一大段河道，日出了，我們可從白霧隱約看到陽光，大師開始誦經、歌詠。

由於我是長男，必須在這儀式中協助大師，好讓父親能達到「釋」（moksha）的境界，也就是了脫生死，離苦得樂，至涅槃岸。大師將麻繩做的戒指，套在我右手無名指上。他要我捧著裝有父親骨灰、手掌大小的銅甕，然後加入草藥、鮮花、檳榔、米、無籽葡萄乾、冰糖和薑黃。接著，要我母親和妹妹也這麼做。我們焚香，讓香菸在骨灰甕上繚繞。大師在船首俯身，用小杯子舀起一杯水，要我喝下三小匙恆河水。然後，他要我拿著小甕，從右肩往後撒在河裡，接著把骨灰甕和蓋子也丟進河裡。「不要看！」他用英語告誡我。我沒有看。

在一個俄亥俄州小鎮，要把小孩教養成虔誠的印度教徒，應該很不容易，不管我父母多麼努力。我不相信每一個人的命運都是由神明一手操控，也不認為我們能透過宗教儀式確保父親來世離苦得樂。對印度教徒而言，恆河是最神聖的，但我是醫師，在我看來，這條河流是全世界汙染最嚴重的一條河。很多遺體還沒火化完全就被丟進河裡，在河裡腐爛。我事前已經知道我必須在撒骨灰的儀式中，喝下三小口的恆河水，也從網站查到恆河水的細菌數目，於是先服下抗生素做為預防。（儘管如此，我還是感染了賈第鞭毛蟲症，腹瀉不止。我忘了河裡還有不少寄生蟲。）

然而，我還是很高興自己能完成父親交代的遺願。畢竟，這不只是他的心願，我母親和妹妹也希望這麼做。我認為父親的靈魂應該不在那一杯半的骨灰裡，但是我們得以回到恆河，幾千年來印度人在這裡生生死死，我們也帶著父親的骨灰回到這個靈魂安歇之地，儘管生死兩隔，我們卻覺得與他的關係更加緊密。

## 破除所有幻想，直視現實

小時候，父親常教我要不屈不撓，不要對眼前的限制投降。但在他過世前那幾年，我看到了他如何接受現實，與限制妥協，畢竟很多限制不是你憑藉意志就能消除的。有時我們該努力抵抗限制，有時則只能接受。怎麼做最好，其實不容易拿捏。然而，如果抗拒必須付出很大的代價，那就不值得這麼做。我能幫助父親歷經從抗拒到接受的轉折點，讓他走得了無遺憾。儘管看他受苦，我煎熬萬分，但依然很慶幸能陪他走完最後一程。

父親面對限制的一個辦法就是破除所有的幻想，直視現實。雖然他的病痛有時讓他陷入沮喪，但他從不曾欺騙自己，告訴自己他會好轉，會愈來愈好。他明白生命短暫，人在世上的地位何其渺小，但他認為自己是歷史巨鏈的一個環結。我坐上小船，在恆河上漂浮之際，似乎可以感覺到一代又一代的人手牽著手，緊緊相連。父親要我們來到這裡，就是要讓我們看到，他是這部大歷史的一部分，源頭可追溯至好幾千年之前——我們也是。

我們何其有幸能聆聽父親的遺願，跟他好好道別。他也藉此讓我們知道，他已安然自在，也希望我們能放下。

我們把父親的骨灰撒在河上之後，靜靜的在船上坐了一會兒，隨波搖擺。不久，霧氣消散，陽光燦爛，我們的身子也暖和了起來。我們向船夫示意要回去了，於是他拿起槳，慢慢划，朝向岸邊前進。

# 資料來源

## 前言　一位外科醫師對衰老與死亡的思索

托爾斯泰的經典中篇小說：Leo Tolstoy, *The Death of Ivan Ilyich*, 1886 (Signet Classic, 1994).

我在擔任住院醫師之初開始寫作：A. Gawande, Complications (Metropolitan Books, 2002).

在一九四五年以前，一般人大抵在自己家中去世：National Office of Vital Statistics, *Vital Statistics of the United States,* 1945 (Government Printing Office, 1947), p.104, http://www.cdc.gov/nchs/data/vsus/vsus_1945_1.pdf.

到了一九八〇年：J. Flory et al., "Place of Death: U.S. Trends since 1980," *Health Affairs* 23 (2004): 194-200, http://content.healthaffairs.org/content/23/3/194.full.html.

不只美國這樣：A. Kellehear, A Social History of Dying (Cambridge University Press, 2007).

已故外科前輩努蘭：S. Nuland, How We Die: Reflections on Life's Final Chapter (Knopf, 1993).

## 第一章　獨立的自我

核心家庭逐漸取代大家庭之時：P. Thane, ed., *A History of Old Age* (John Paul Getty Museum Press, 2005).

每個家庭總有一個孩子會與年邁的父母同住：D. H. Fischer, *Growing Old in America: The Bland-Lee Lectures Delivered at Clark University* (Oxford University Press, 1978). Also C. Haber and B. Gratton, *Old Age and the Search for Security: An American Social History* (Indiana University Press, 1994).

女詩人愛蜜莉・狄金蓀：C. A. Kirk, *Emily Dickinson: A Biography* (Greenwood Press, 2004).

過去，活到古稀之年的人很罕見：R. Posner, *Aging and Old Age* (University of Chicago Press, 1995), see chapter 9.

能活這麼久的人……享有崇高的地位：Fischer, *Growing Old in America*.

一七九〇年，在美國年齡超過六十五歲的人不到總人口數的百分之二：A. Achenbaum, *Old Age in the New Land* (Johns Hopkins University Press, 1979).

今天這個年齡層（超過六十五歲者）的人已達百分之十四：United States Census Bureau, http://quick facts.census.gov/qfd/states/00000.html.

在德國、義大利和日本，這樣的老年人口更已超過百分之二十：World Bank, http://data.worldbank.org/indicator/SP.POP.65UP.TO.ZS.

目前，中國則是第一個老年人口超過一億人的國家：”China's Demographic Time Bomb,” *Time*, Aug. 31, 2011, http://www.time.com/time/world/article/0,8599,2091308, 00.html.

知識與智慧不再是老人專屬：Posner, chapter 9.

人類壽命增長，老少之間的關係也跟著生變：Haber and Gratton, pp.24-25, 39.

歷史學家發現，在工業時代，即使子女一個個都離開了，老年人不會因此陷入經濟困境……「退休養老」的概念：Haber and Gratton.

人類的預期壽命在一九〇〇年還不到五十歲：E. Arias, “United States Life Tables,” *National Vital Statistics Reports* 62 (2014): 51.

在十九世紀中，一般家庭平均有七個孩子，但步入二十世紀，則只剩三個：L. E. Jones and M. Tertilt, "An Economic History of Fertility in the U.S., 1826-1960," *NBER Working Paper Series*, Working Paper 12796, 2006, http://www.nber.org/papers/w12796.

母親生下最後一胎的年齡也大幅下降：Fischer, appendix, table 6.

「有距離的親密關係」：L. Rosenmayr and E. Kockeis, "Propositions for a Sociological Theory of Aging and the Family," *International Social Science Journal* 15 (1963): 410-24.

在二十世紀初的美國，超過六十五歲的老人，有百分之六十與子女同居：Haber and Gratton, p.44.

全世界的趨勢：E. Klinenberg, *Going Solo: The Extraordinary Rise and Surprising Appeal of Living Alone* (Penguin, 2012).

在歐洲，八十歲以上的老人只有百分之十與子女同居：*European Commission, i2010: In dependent Living for the Ageing Society*, http://ec.europa.eu/information_society/activities/ict_psp/documents/independent_living.pdf.

亞歷桑納州的房地產開發商魏柏：J. A. Trolander, *From Sun Cities to the Villages* (University Press of Florida, 2011).

## 第二章　肉身解體

生命的軌跡：J. R. Lunney et al., "Patterns of Functional Decline at the End of Life," *Journal of the American Medical Association* 289 (2003): 2387-92. The graphs in this chapter are adapted from the article.

到了二十世紀中葉，在工業國家，每一百人只有四人在三十歲前死亡：National Center for Health Statistics, *Health, United States, 2012*: *With Special Feature on Emergency Care* (Washington, DC: U.S. Government Printing Office, 2013).

就算是無可治癒的癌症……這樣的生命曲線非常漫長，而且緩緩往下：J. R. Lunney, J. Lynn, and C. Hogan, "Profiles of Older Medicare Decedents," *Journal of the American Geriatrics Society* 50 (2002): 1109. See also Lunney et al., "Patterns of Functional Decline."

以牙齒為例：G. Gibson and L. C. Niessen, "Aging and the Oral Cavity," in *Geriatric Medicine*: An Evidence-Based Approach, ed. C. K. Cassel (Springer, 2003), pp.901-19. See also I. Barnes and A. Walls, "Aging of the Mouth and Teeth," *Gerodontology* (John Wright, 1994).

到了年老之時，下巴肌肉質量要比年輕時少了百分之四十：J. R. Drummond, J. P. Newton, and R. Yemm, *Color Atlas and Text of Dental Care of the Elderly* (Mosby-Wolfe, 1995), pp.49-50.

例如在美國這樣的工業國家，年滿六十歲者平均約少了三分之一的牙齒：J. J. Warren et al., "Tooth Loss in the Very Old: 13-15-Year Incidence among Elderly Iowans," *Community Dentistry and Oral Epidemiology* 30 (2002): 29-37.

如果你在顯微鏡下觀察老年人的血管和軟組織：A. Hak et al., "Progression of Aortic Calcification Is Associated with Metacarpal Bone Loss during Menopause: A Population-Based Longitudinal Study," *Arteriosclerosis, Thrombosis, and Vascular Biology* 20 (2000): 1926-31.

人過了五十歲，骨密度每年約減少百分之一：H. Yoon et al., "Calcium Begets Calcium: Progression of Coronary Artery Calcification in Asymptomatic Subjects," *Radiology* 224 (2002): 236-41; Hak et al., "Progression of Aortic Calcifcation."

半數以上的人到了六十五歲，都有高血壓的問題：N. K. Wenger, "Cardiovascular Disease," in *Geriatric Medicine*, ed. Cassel (Springer, 2003); B. Lernfeit et al., "Aging and Left Ventricular Function in Elderly Healthy People," *American Journal of Cardiology* 68 (1991): 547-49.

心肌變厚，其他部位的肌肉反而瘦削：J. D. Walston, "Sarcopenia in Older Adults," *Current Opinion in Rheumatology* 24 (2012): 623-27; E. J. Metter et al., "Age-Associated Loss of Power and Strength in the Upper Extremities in Women and Men," *Journal of Gerontology: Biological Sciences* 52A (1997): B270.

我們可以從手掌，看到這些老化的過程：E. Carmeli, "The Aging Hand," *Journal of Gerontology: Medical Sciences* 58A (2003): 146-52.

這些都是正常現象：R. Arking, *The Biology of Aging: Observations and Principles*, 3rd ed. (Oxford University Press, 2006); A. S. Dekaban, "Changes in Brain Weights During the Span of Human Life: Relation of Brain Weights to Body Heights and Body Weights," *Annals of Neurology* 4 (1978): 355; R. Peters, "Ageing and the Brain," *Postgraduate Medical Journal* 82 (2006): 84-85; G. I. M. Craik and E. Bialystok, "Cognition Through the Lifespan: Mechanisms of Change," *Trends in Cognitive Sciences* 10 (2006): 132; R. S. N. Liu et al., "A Longitudinal Study of Brain Morphometrics Using Quantitative Magentic Resonance Imaging and Difference Image Analysis," *NeuroImage* 20 (2003): 26; T. A. Salthouse, "Aging and Measures of Processing Speed," *Biological Psychology* 54 (2000): 37; D. A. Evans et al., "Prevalence of Alzheimer's Disease in a Community Population of Older Persons," *JAMA* 262 (1989): 2251.

人為什麼會老：R. E. Ricklefs, "Evolutionary Theories of Aging: Confirmation of a Fundamental Prediction, with Implications for the Genetic Basis and Evolution of Life Span," *American Naturalist* 152 (1998): 24-44; R. M. Zammuto, "Life Histories of Birds: Clutch Size, Longevity, and Body Mass among North American Game Birds," *Canadian Journal of Zoology* 64 (1986): 2739-49.

有如開關操縱的生命理論：C. Mobbs, "Molecular and Biologic Factors in Aging," in *Geriatric Medicine*, ed. Cassel; L. A. Gavrilov and N. S. Gavrilova, "Evolutionary Theories of Aging and Longevity," *Scientific World Journal* 2 (2002): 346.

人類平均壽命：S. J. Olshansky, "The Demography of Aging," in *Geriatric Medicine*, ed. Cassel; Kellehear, A Social History.

如蒙田在十六世紀末的觀察：Michel de Montaigne. *The Essays*, sel. and ed. Adolphe Cohn (G. P. Putnam's Sons, 1907), p.278.

遺傳對壽命長短幾無影響：G. Kolata, "Live Long? Die Young? Answer Isn't Just in Genes," *New York Times*, Aug. 31,

2006; K. Christensen and A. M. Herskind, "Genetic Factors Associated with Individual Life Duration: Heritability," in J. M. Robine et al., eds., *Human Longevity, Individual Life Duration, and the Growth of the Oldest-Old Population* (Springer, 2007).

如果基因對壽命的影響不像我們想像的那麼大：Gavrilov and Gavrilova, "Evolutionary Theories of Aging and Longevity."

頭髮就會變得花白：A. K. Freeman and M. Gordon, "Dermatologic Diseases and Problems," in *Geriatric Medicine*, ed. Cassel, 869.

皮膚細胞：A. Terman and U. T. Brunk, "Lipofuscin," *International Journal of Biochemistry and Cell Biology* 36 (2004): 1400-4; Freeman and Gordon, "Dermatologic Diseases and Problems."

眼睛則是會因老化而出現質變：R. A. Weale, "Age and the Transmittance of the Human Crystalline Lens," *Journal of Physiology* 395 (1988): 577-87.

存活曲線「矩形化」：Olshansky, "The Demography of Aging." See also US Census Bureau data for 1950, http://www.census.gov/ipc/www/idbpyr.html. Additional data from Population Pyramid online, http://populationpyramid.net/.

我們都有六十五歲退休的想法：M. E. Pollack, "Intelligent Technology for an Aging Population: The Use of AI to Assist Elders with Cognitive Impairment," *AI Magazine* (Summer 2005): 9-25. See also Federal Deposit Insurance Corporation, *Economic Conditions and Emerging Risks in Banking: A Report to the FDIC Board of Directors*, May 9, 2006, http://www.fdic.gov/deposit/insurance/risk/2006_02/Economic_2006_02.html.

同樣讓人憂心的是，醫學界反應緩慢：Data on certifications in geriatrics from American Board of Medical Specialties and American Board of Internal Medicine.

每年有三十五萬個美國人摔倒，致使髖部骨折：M. Gillick, *The Denial of Aging: Perpetual Youth, Eternal Life, and Other Dangerous Fantasies* (Harvard University Press, 2006).

幾年前，明尼蘇達大學研究人員以五百六十八位七十歲以上的老人為研究對象：C. Boult et al., "A Randomized Clinical Trial of Outpatient Geriatric Evaluation and Management," *Journal of the American Geriatrics Society* 49 (2001): 351-59.

再過一年，在美國完成老年醫學科訓練的醫師總計還不到三百人：American Board of Medical Specialties, American Board of Psychiatry and Neurology; L. E. Garcez-Leme et al., "Geriatrics in Brazil: A Big Country with Big Opportunities," *Journal of the American Geriatrics Society* 53 (2005): 2018–22; C. L. Dotchin et al., "Geriatric Medicine: Services and Training in Africa," *Age and Ageing* 41 (2013): 124-28.

八十五歲以上老人開車發生致命車禍的機率是青少年駕駛的三倍以上：D. C. Grabowski, C. M. Campbell, and M. A. Morrissey, "Elderly Licensure Laws and Motor Vehicle Fatalities," *JAMA* 291 (2004): 2840-46.

洛杉磯居民威勒（George Weller）把油門當剎車：J. Spano, "Jury Told Weller Must Pay for Killing 10," *Los Angeles Times*, Oct. 6, 2006, http://articles.latimes.com/2006/oct/06/local/me-weller6.

## 第三章 依賴

一九一三年，哥倫比亞大學的研究生納索（Mabel Nassau）曾針對格林威治村一百位老人的生活情況進行調查研究：M. L. Nassau, *Old Age Poverty in Greenwich Village: A Neighborhood Study* (Fleming H. Revell Co., 1915).

除非這樣的老人能得到家人的照顧，否則只能被送到所謂的濟貧院或救濟院：M. Katz, *In the Shadow of the Poorhouse* (Basic Books, 1986); M. Holstein and T. R. Cole, "The Evolution of Long-Term Care in America," in *The Future of Long-Term Care*, ed. R. H. Binstock, L. E. Cluff, and O. Von Mering (Johns Hopkins University Press, 1996).

一九一二年，伊利諾州慈善委員會的濟貧院調查報告：Illinois State Charities Commission, *Second Annual Report of the State Charities Commission*, 1912, pp.457-508; Virginia State Board of Charities and Corrections, *First Annual Report of*

*State Board of Charities and Corrections*, 1909.

每一位老人想到被送進這樣的機構就不寒而慄：Haber and Gratton, *Old Age and the Search for Security*.

杜魯曼（Harry Truman）的故事：M. Barber, "Crotchety Harry Truman Remains an Icon of the Eruption," *Seattle Post-Intelligencer*, March 11, 2000; S. Rosen, *Truman of Mt. St. Helens*: The Man and His Mountain (Madrona Publishers, 1981). Two bands have put out songs inspired by Truman: R. W. Stone's 1980 country rock hit, "Harry Truman, Your Spirit Still Lives On," http://www.youtube.com/watch ?v=WGwa3N43GB4, and Headgear's 2007 indie rock single, "Harry Truman," http://www.youtube.com/watch?v=JvcZnKkM_DE.

到了二十世紀中，醫學場域發生劇變：L. Thomas, *The Youngest Science* (Viking, 1983).

一九四六年，美國國會通過希爾—柏頓法案：A. P. Chung, M. Gaynor, and S. Richards-Shubik, "Subsidies and Structure: The Last Impact of the Hill-Burton Program on the Hospital Industry," National Bureau of Economics Research Program on Health Economics meeting paper, April 2013, http://www.nber.org/confer/2013/HEs13/summary.htm.

同時，我們的議員認為年金制度或許可以終結濟貧院，只是問題仍在：A key source for the history of nursing homes was B. Vladeck, Unloving Care: *The Nursing Home Tragedy* (Basic Books, 1980). See also Holstein and Cole, "Evolution of Long-Term Care," and records from the City of Boston and its almshouse: https://www.cityofboston.gov/Images _ Documents/Guide %20to %20the%20Almshouse%20records_tcm3-30021.pdf.

有位學者就曾論道：Vladeck, *Unloving Care*.

社會學家高夫曼：E. Goffman *Asylums* (Anchor, 1961). Corroborated by C. W. Lidz, L. Fischer, and R. M. Arnold, *The Erosion of Autonomy in Long-Term Care* (Oxford University Press, 1992).

## 第四章　老人家的生活願景

不住養老院的機率，視你的子女數目而定：G. Spitze and J. Logan, "Sons, Daughters, and Intergenerational Social Support," *Journal of Marriage and Family* 52 (1990): 420-30.

「我母親的願景其實很簡單」：K. B. Wilson, "Historical Evolution of Assisted Living in the United States, 1979 to the Present," *Gerontologist* 47, special issue 3 (2007): 8-22.

一九八八年，結果公諸於世：K. B. Wilson, R. C. Ladd, and M. Saslow, "Community Based Care in an Institution: New Approaches and Definitions of Long Term Care" paper presented at the 41st Annual Scientific Meeting of the Gerontological Society of America, San Francisco, Nov. 1988. Cited in Wilson, "Historical Evolution."

一九四三年，心理學家馬斯洛發表了一篇影響深遠的論文，題為〈人類動機的理論〉：A. H. Maslow, "A Theory of Human Motivation," *Psychological Review* 50 (1943): 370-96.

研究顯示，人若是上了年紀，與外界的互動會變少，比較喜歡和家人和老朋友在一起：D. Field and M. Minkler, "Continuity and Change in Social Support between Young-Old, Old-Old, and Very-Old adults," Journal of Gerontology 43 (1988): 100–6; K. Fingerman and M. Perlmutter, "Future Time Perspective and Life Events across Adulthood," *Journal of General Psychology* 122 (1995): 95-111.

史丹佛心理學家卡騰森帶領的研究團隊進行的一項影響深遠的研究：L. L. Carstensen et al., "Emotional Experience Improves with Age: Evidence Based on over 10 Years of Experience Sampling," Psychology and Aging 26 (2011): 21-33.

卡騰森的假設名為「社會情緒選擇理論」……她以一系列的實驗來驗證這個理論：L. L. Carstensen and B. L. Fredrickson, "Infuence of HIV Status on Cognitive Representationof Others," *Health Psychology* 17 ( 1998 ): 494-503；H. H. Fung, L. L. Carstensen, and A. Lutz, "Influence of Time on Social Preferences: Implications for Life-Span

Development," *Psychology and Aging* 14 (1999): 595; B. L. Fredrickson and L. L. Carstensen, "Choosing Social Partners: How Old Age and Anticipated Endings Make People More Selective," *Psychology and Aging* 5 (1990): 335; H. H. Fung and L. L. Carstensen, "Goals Change When Life's Fragility Is Primed: Lessons Learned from Older Adults, the September 11 Attacks, and SARS," *Social Cognition* 24 (2006): 248-78.

到了二〇一〇年，全美國住在輔助生活住宅的老人人數，已接近住在養老院的人：Center for Medicare and Medicaid Services, Nursing Home Data Compendium, 2012 Edition (Government Printing Office, 2012).

二〇〇三年發表的一份針對一千五百家輔助生活構機所做的調查報告：C. Hawes et al., "A National Survey of Assisted Living Facilities," *Gerontologist* 43 (2003): 875-82.

## 第五章　值得活的人生

湯瑪斯在一九九六年出版《人生是值得活的》，描述了崔斯護理之家的這段轉變：W. Thomas, *A Life Worth Living* (Vanderwyk and Burnham, 1996).

其他研究也有類似的結論：J. Rodin and E. Langer, "Long-Term Effects of a Control-Relevant Intervention with the Institutionalized Aged," *Journal of Personality and Social Psychology* 35 (1977): 897-902.

一九〇八年，哈佛心理學家羅毅思寫了一本書，書名為《忠義的哲學》：J. Royce, *The Philosophy of Loyalty* (Macmillan, 1908).

研究人員發現，每一個單位的人數少於二十，能降低焦慮與憂鬱：M. P. Calkins, "Powell Lawton's Contributions to Long-Term Care Settings," *Journal of Housing for the Elderly* 17 (2008): 1-2, 67-84.

已故哲學大師德沃金（Ronald Dworkin）認為自主權具有第二種且更令人信服的意義：R. Dworkin, "Autonomy and the Demented Self," *Milbank Quarterly* 64, supp. 2 (1986): 4-16.

## 第六章　放手

罹患肺癌病人中，百分之十五以上是非吸菸者：C. M. Rudin et al., "Lung Cancer in Never Smokers: A Call to Action," *Clinical Cancer Research* 15 (2009): 5622-25.

接受這種標靶藥物治療之後，百分之八十五的人反應良好：C. Zhou et al., "Erlotinib versus Chemotherapy for Patients with Advanced EGFR Mutation-Positive Non-Small-Cell Lung Cancer," *Lancet Oncology* 12 (2011): 735-42.

根據研究報告，某些肺癌病人使用愛寧達，生命得以大幅延長：C. P. Belani et al., "Maintenance Pemetrexed plus Best Supportive Care (BSC) versus Placebo plus BSC: A Randomized Phase III Study in Advanced Non-Small Cell Lung Cancer," *Journal of Clinical Oncology* 27 (2009): 18s.

以美國而言，醫療保險支出中有百分之二十五用於百分之五的病人：G. F. Riley and J. D. Lubitz, "Long-Term Trends in Medicare Payments in the Last Year of Life," *Health Services Research* 45 (2010): 565-76.

因為其他國家資料有限：L. R. Shugarman, S. L. Decker, and A. Bercovitz, "Demographic and Social Characteristics and Spending at the End of Life," *Journal of Pain and Symptom Management* 38 (2009): 15-26.

某些疾病的醫療費用經常出現一種特定模式，癌症就是一個最好的例子：A. B. Mariotto, K. R. Yabroff, Y. Shao et al., "Projections of the Cost of Cancer Care in the United States: 2010-2020," *Journal of the National Cancer Institute* 103 (2011): 117-28. See also M. J. Hassett and E. B. Elkin, "What Does Breast Cancer Treatment Cost and What Is It Worth?," *Hematology/ Oncology Clinics of North America* 27 (2013): 829-41.

二〇〇八年，美國的國家「癌症因應」計畫：A. A. Wright et al., “Associations Between End-of-Life Discussions, Patient Mental Health, Medical Care Near Death, and Caregiver Bereavement Adjustment,” *Journal of the American Medical Association* 300 ( 2008 ): 1665-73.

得了重病的人，除了希望再活得久一點，還有其他願望：P. A. Singer, D. K. Martin, and M. Kelner, “Quality End-of-Life Care: Patients' Perspectives,” *Journal of the American Medical Association* 281 (1999): 163-68; K. E. Steinhauser et al., “Factors Considered Important at the End of Life by Patients, Family, Physicians, and Other Care Providers,” *Journal of the American Medical Association* 284 (2000): 2476.

如臨終研究學者林恩所言，人遭受重大疾病威脅的經驗和歷經惡劣天候有相似之處：J. Lynn, *Sick to Death and Not Going to Take It Anymore* (University of California Press, 2004).

《死亡的藝術》（*Ars Moriendi*）之類的指引：J. Shinners, ed., *Medieval Popular Religion 1000-1500: A Reader*, 2nd ed. (Broadview Press, 2007).

尊重臨終者的遺言：D. G. Faust, *This Republic of Suffering* (Knopf, 2008), pp.10-11.

現在，迅速致人於死的疾病已不多見：M. Heron, “Deaths: Leading Causes for 2009,” National Vital Statistics Reports 61 (2009), http://www.cdc.gov/nchs/data/nvsr/nvsr61/nvsr61_07.pdf. See also Organisation for Economic Cooperation and Development, *Health at a Glance* 2013, http://www.oecd.org/els/health-systems/health-at-a-glance.htm.

首先，醫師的觀點可能不夠實際：N. A. Christakis and E. B. Lamont, “Extent and Determinants of Error in Doctors' Prognoses in Terminally Ill Patients: Prospective Cohort Study,” *BMJ* 320 (2000): 469-73.

其次，醫師會避免說出悲觀的預言：E. J. Gordon and C. K. Daugherty, “‘Hitting You Over the Head': Oncologists’ Disclosure of Prognosis to Advanced Cancer Patients,” *Bioethics* 17 (2003): 142-68; W. F. Baile et al., “Oncologists’ Attitudes Toward and

Practices in Giving Bad News: An Exploratory Study," *Journal of Clinical Oncology* 20 (2002): 2189-96.

一九八五年，古生物學家古爾德發表了一篇非凡的文章：S. J. Gould, "The Median Isn't the Message," *Discover*, June 1985.

讓保險公司吃不了兜著走的是一位名叫妮琳・法克斯的病人：R. A. Rettig, P. D. Jacobson, C. Farquhar, and W. M. Aubry, *False Hope: Bone Marrow Transplantation for Breast Cancer* (Oxford University Press, 2007).

有十個州強制醫療保險公司必須給付乳癌病人骨髓移植的費用：Centers for Diseases Control, "State Laws Relating to Breast Cancer," 2000.

保險網不予給付的理由是對的：E. A. Stadtmauer, A. O'Neill, L. J. Goldstein et al., "Conventional-Dose Chemotherapy Compared with High-Dose Chemotherapy plus Autologous Hematopoietic Stem-Cell Transplantation for Metastatic Breast Cancer,, *New England Journal of Medicine* 342 (2000): 1069-76. See also Rettig et al., *False Hope*.

二〇〇四年，安泰保險公司決定用另一種方式設法解決問題：R. Krakauer et al., "Opportunities to Improve the Quality of Care for Advanced Illness," *Health Affairs* 28 (2009): 1357-59.

研究人員針對安泰這樣的「並行照護計畫」追蹤調查了兩年：C. M. Spettell et al., "A Comprehensive Case Management Program to Improve Palliative Care," *Journal of Palliative Medicine* 12 (2009): 827-32. See also Krakauer et al. "Opportunities to Improve."

安泰施行了一項比較保守的並行照護計畫，而且擴大實施：Spettel et al., "A Comprehensive Case Management Program."

三分之二的病人儘管存活時間只剩四個月，仍未曾與醫師討論臨終照護的目標：Wright et al., "Associations Between End-of-Life Discussions."

麻州總醫院在二〇一〇年進行的一項研究，甚至有更驚人的發現：J. S. Temel et al., "Early Palliative Care for Patients with Metastatic Non-Small Cell Lung Cancer," *New England Journal of Medicine* 363 (2010): 733-42; J. A. Greer et al., "Effect of Early Palliative Care on Chemotherapy Use and End-of-Life Care in Patients with Metastatic Non-Small Cell Lung Cancer," *Journal of Clinical Oncology* 30 (2012): 394-400.

研究人員追蹤了四千四百九十三名加入聯邦醫療保險的癌末或鬱血性心衰竭末期病人：S. R. Connor et al., "Comparing Hospice and Nonhospice Survival among Patients Who Die Within a Three-Year Window," *Journal of Pain and Symptom Management* 33 (2007): 238-46.

到了一九九六年，拉克羅斯郡死亡的居民中有百分之八十五都填寫了這樣的醫療照護指引書，讓醫師知道他們願意接受哪些治療：B. J. Hammes, *Having Your Own Say: Getting the Right Care When It Matters Most* (CHT Press, 2012).

## 第七章　生死問答

全世界十大發展最快的經濟體中，有五個在非洲：Data analyzed from WorldBank, 2013, http://www.worldbank.org/en/publication/global-economic-prospects.

到了二〇三〇年，全球人口約有半數到三分之二將成為中產階級：Ernst & Young, "Hitting the Sweet Spot: The Growth of the Middle Class in Emerging Markets," 2013.

研究人員在非洲幾個大城進行調查研究：J. M. Lazenby and J. Olshevski, "Place of Death among Botswana's Oldest Old," *Omega* 65 (2012): 173-87.

很多家庭為了治好家人的病，傾家盪產在所不惜：K. Hanson and P. Berman, "Private Health Care Provision in Developing Countries: A Preliminary Analysis of Levels and Composition," *Data for Decision Making Project* (Harvard School of Public Health, 2013), http://www.hsph.harvard.edu/ihsg/topic.html.

同時，安寧照護服務已漸漸擴展到全球各地：H. Ddungu, "Palliative Care: What Approaches Are Suitable in the Developing World?," *British Journal of Hematology* 154 (2011): 728-35. See also D. Clark et al., "Hospice and Palliative Care Development in Africa," *Journal of Pain and Symptom Management* 33 (2007): 698-710; R. H. Blank, "End of Life Decision-Making Across Cultures," *Journal of Law, Medicine & Ethics* (Summer 2011): 201-14.

學者曾描述幾百年來醫學發展的三個階段：D. Gu, G. Liu, D. A. Vlosky, and Z. Yi, "Factors Associated with Place of Death Among the Oldest Old," *Journal of Applied Gerontology* 26 (2007): 34-57.

至今，利用安寧照護服務者持續增加：National Center for Health Statistics, "Health, United States, 2010: With Special Feature on Death and Dying," 2011. See also National Hospice and Palliative Care Organization, "NHPCO Facts and Figures: Hospice Care in America, 2012 Edition," 2012.

病人總是希望用樂觀來看自己的病：J. C. Weeks et al., "Patients' Expectations about Effects of Chemotherapy for Advanced Cancer," *New England Journal of Medicine* 367 (2012): 1616-25.

倫理學家尹曼紐夫婦寫的一篇討論病醫關係的短篇論文：E. J. Emanuel and L. L. Emanuel, "Four Models of the Physician-Patient Relationship," *Journal of the American Medical Association* 267 (1992): 2221-26.

這個階段的卵巢癌經過治療後，大多數病人約可再活兩年："Ovarian Cancer," online American Cancer Society guide, 2014, http://www.cancer.org/cancer/ovariancancer/detailedguide.

緩和醫療醫師亞諾德：See A. Back, R. Arnold, and J. Tulsky, *Mastering Communication with Seriously Ill Patients* (Cambridge University Press, 2009).

三分之一的居民是窮人：Office of Research, Ohio Development Services Agency, The Ohio Poverty Report, February 2014 (ODSA, 2014), http://www.development.ohio.gov/fles/research/P7005.pdf.

瑪格麗特・孔恩……仿效燈塔丘的計畫創立了雅典村落：http://www.theathensvillage.org.

## 第八章　勇氣

公元前三八〇年，柏拉圖寫了《拉齊斯篇》：*Laches*, trans. Benjamin Jowett, 1892, available online through Perseus Digital Library, Tufts University, http://www.perseus.tufts.edu/hopper/text?doc=Perseus%3atext%3a1999.01.0176%3atext%3dLach.

大腦給我們兩種評估經驗（如疼痛）的方式：D. Kahneman, *Thinking, Fast and Slow* (Farrar, Straus, and Giroux, 2011). See also D. A. Redelmeier and D. Kahneman, "Patients' Memories of Painful Treatments: Real Time and Retrospective Evaluations of Two Minimally Invasive Procedures," *Pain* 66 (1996): 3-8.

「人類心智的設計本來就存在矛盾」: Kahneman, *Thinking, Fast and Slow*, p.385.

目前心臟科醫師已接受病人有權自行決定關掉心臟節律器：A. E. Epstein et al., "ACC/AHA/HRS 2008 Guidelines for Device-Based Therapy of Cardiac Rhythm Abnormalities," *Circulation* 117 (2008): e350-e408. See also R. A. Zellner, M. P. Aulisio, and W. R. Lewis, "Should Implantable Cardioverter-Defibrillators and Permanent Pacemakers in Patients with Terminal Illness Be Deactivated? Patient Autonomy Is Paramount," *Circulation: Arrhythmia and Electrophysiology* 2 (2009): 340-44.

自殺獲救的人很少會再嘗試自殺：S. Gibb et al. "Mortality and Further Suicidal Behavior After an Index Suicide Attempt: A 10-Year Study," *Australia and New Zealand Journal of Psychiatry* 39 (2005): 95-100.

目前，允許醫師開致命處方的國家包括荷蘭、比利時和瑞士，美國有幾個州也可以，像是俄亥俄州、華盛頓州和佛蒙特州：E.g., the state of Washington's Death with Dignity Act, http://apps.leg.wa.gov/rcw/default.aspx?cite=70.245.

在荷蘭，每三十五人就有一人尋求協助自殺：Netherlands Government, "Euthanasia Carried Out in Nearly 3 Percent of Cases," *Statistics Netherlands*, July 21, 2012, http://www.cbs.nl/en-GB/menu/themas/gezondheid-welzijn/publicaties/artikelen/archief/2012/2012-3648-wm.htm.

荷蘭的安寧照護計畫發展緩慢：British Medical Association, *Euthanasia: Report of the Working Party to Review the British Medical Association's Guidance on Euthanasia*, May 5, 1988, p.49, n.195. See also A.-M. The, *Verlossers Naast God: Dokters en Euthanasie in Nederland* (Thoeris, 2009).

可能有半數的病人不會用到這樣的處方：E.g., data from Oregon Health Authority, Oregon's Death with Dignity Act, 2013 Report, http://public.health.oregon.gov/ProviderPartnerResources/Evalua tionResearch/DeathwithDignityAct/Documents/year16.pdf.

科技社會常會遺忘學者說的「臨終者的角色」：L. Emanuel and K. G. Scandrett, "Decisions at the End of Life: Have We Come of Age?," *BMC Medicine* 8 (2010): 57.

# 資料來源

# 誌謝

此書能出版、面世，我要感謝很多人。首先是我母親蘇喜拉（Sushila Gawande）以及我妹妹蜜妲（Meeta）。我知道，如果我要把我父親生病和死亡的過程寫出來，恐怕又會讓她們勾起傷心的回憶。然而，她們還是竭盡所能的幫我，回答我提出的一些難纏的問題，容許我探究她們的回憶，幫我回想起一些事情，也為我去找病歷。

美國和海外的親戚也幫了很多的忙。我舅舅雅道拉爾．隆特（Yadaorao Raut）特地從印度寄來他們在老家收藏的舊信、老照片，跟我說我父親和我祖父的往事，還幫我查證一些細節。我太太娘家的人，如我岳父吉姆、他弟弟查克、岳母南恩，不但為我講述我太太的祖母愛麗絲．霍布森的生平，還提供資料給我。

我也要感謝很多朋友願意接受我的訪談，述說自己衰老或得了重病的經過，或是描述家人的遭遇給我聽。這些朋友多達兩百多人，他們挪出寶貴的時間，講述自己或家人的事給我聽，讓我得以知道一些罹病者的真實生活。儘管只有幾個人的故事出現在這本書中，然而這些故事很有代表性，足以讓人了解其他人的境況。

此外，我也很感謝許多長期照護專業人員和安寧照護專業人員的協助，包括護理之家等照護機構的照護員、緩和醫療醫師、安寧照護工作人員及護理之家的改革者、先驅以及批評者。我要謝謝他們願意讓我踏入他們的機構一探究竟，也提供我很多讓我意想不到的想法。特別值得一提的有兩位，一位是詹肯斯（Robert Jenkens），他讓我看到有很多人正在想辦法改善老人的生活，並援助他們。另一位是達納－法伯癌症研究院的蘇珊．布洛克醫師（Susan Block）。她致力於緩和醫療與安寧照護服務，更讓我成為她的研究夥伴，看如何把我們得到的洞見運用在醫療網絡上，並進一步求取突破。

我非常感謝近二十年來，布里根婦女醫院和哈佛大學公衛研究所給我一個穩固的工作堡壘，讓我得以帶領阿里亞德納實驗室（Ariadne Labs）的研究同仁，思考創新與應用，使手術、醫療體系研究和寫作得以結合。謝謝下列同仁的支持，沒有他們的努力，就沒有這本書：席克蘭（Khaleel Seecharan）、赫里（Katie Hurley）、維泰克（Kristina Vitek）、帕立特（Tanya Palit）、納德森（Jennifer Nadelson）、貝瑞（Bill Berry）、艾普斯坦（Arnie Epstein）、摩爾（Chip Moore）以及金納（Michael Zinner）。事實與數據的查證則多虧李特曼（Dalia Littman）的協助。我還要在這裡特別感謝我的研究助理卡爾拉吉（Ami Karlage）這三年來的付出，她幫我提綱挈領、整理文稿、給我意見。不管我要什麼，她都抱著使命必達的決心，即使我要波本威士忌加黑莓的調酒也不成問題。

《紐約客》雜誌社則是我的另一個工作堡壘。我真是三生有幸，才能長期在這本了不起的刊物上發表文章。謝謝你，雷尼克（David Remnick）。我也很感謝芬德（Henry Finder），謝謝這麼一位優秀的編輯為我的文稿費心。他不只是我的編輯，也是我的好友。本書基礎就是我在《紐約客》發表的兩篇文章，這兩篇都是由他經手。他給了我不少重要的點子。例如，我就是在他的建議之下，去讀二十世紀初哲學家大師羅毅思（Josiah Royce）的著作。

我的經紀人班尼特（Tina Bennett）總是活力充沛，不遺餘力為我著想。我們在大學時代就認識了。儘管出版世界變化多端，她總能幫我找到更多的讀者，讓我寫我想寫的東西。她的能幹，無人可比。

在我著手寫這本書和接近成書之時，感謝洛克斐勒基金會的貝拉吉歐藝文中心（Bellagio Center）提供一個讓我可以好好閉關寫作的地方。我曾和席格爾（Segal）一家的亨利、蒂娜、大衛以及魏思伯格（Jacob Weisberg）討論文稿，他們的寶貴意見使本書得以脫胎換骨。我也要謝謝卡里（Leo Carey）在最後一校的細心校對與修潤。他對文字很敏感，本書經他修校之後，的確更為出色。在這本書出版的每一個階段，哈克曼（Riva

Hocherman）都幫了很大的忙，並給我非常珍貴的意見。我也要謝謝塔佛畢思（Grigory Tovbis）與許羅斯（Roslyn Schloss）的貢獻。

對這本書來說，我太太凱瑟琳·霍布森（Kathleen Hobson）給我的協助絕對是不可或缺。書中的每一個想法、每一個故事，我都跟她深入討論過，有些甚至是我們的親身經驗。她一直在我身邊幫我，鼓勵我。寫作對我而言，絕非易事。我真的不知道為什麼有些作者下筆如行雲流水，輕鬆自然。我總是嘔心瀝血，才能寫出一點東西。凱瑟琳知道我在想什麼，總是能幫我找到最好的字眼，讓我相信自己能寫得出來。我們生了三個可愛的寶貝，杭特、海蒂和沃克。多虧他們，我才能一步步向前。

最後，我要特別謝謝博許泰爾（Sara Bershtel）。她是一流的編輯，即使遭逢家庭變故，依然為這本書盡心盡力。她大可不幫我，我也能諒解。但她還是與我仔細討論了每一頁文稿，精雕細琢，以求完美。由於她對這本書的投入與奉獻，我決定將本書題獻給她。

# 讀後感

韓良誠醫師，成大醫學院臨床醫學教授

這本書的著者葛文德是《紐約時報》暢銷書的作者，也是哈佛大學醫學院以及哈佛大學公共衛生學院的教授。曾經出版過的三部作品，分別是《一位外科醫師的修煉》、《開刀房裡的沉思》以及《檢查表：不犯錯的祕密武器》，都成為《紐約時報》的暢銷書。

二〇一三年我讀完他的第三本書之後，曾經為文在《景福醫訊》（Vol. 30, No. 2）寫到：個人站在臨床醫學，更重要的是從醫學教育的觀點，給即將進入臨床工作前，參加宣誓典禮當天的醫師，我在致詞時表示，對該書談到的要求做檢查表之外，曾強調不要疏忽了後續的臨床觀察。因為「沒有人是先知先覺，可以預見所有的問題」，做完檢查表，很容易讓百忙中的醫師安心，而忽視了以後的變化，特別是針對患了重病、但卻是「具有生命」的生物體而言。何況，即使讓醫師頻頻花時間去填檢查表，也並不符合醫學教育的宗旨，畢竟生物體不同於「集所有最現代化高科技於一體」的飛機。

人，除了是生物體之外，還有精神與靈性的部分，我個人認為這部分需要以多做病史探問、身體診察，以及為病人解釋病情的敘述醫學（narrative medicine）來彌補，而這正是目前的醫療最被忽略、也最受批評的部分。現代醫學教育過於強調單純的「純科學，或單一器官的生物教育」，卻輕視了人還有精神和靈性。無怪乎奧斯勒（William Osler）醫師在百多年前，終其一生致力於醫學教育時，就一再強調「Variety is the Law of Life.」他說：「Variety is the law of life, as no two faces are the same, so no two bodies are alike, and no two individuals react alike and behave alike under the abnormal conditions which we know as disease.」

本書第七章〈生死問答〉中也提到：「我們雖然在自己的領域更加精進，但對病人的了解也愈來愈少。」這也是另一個值得我們去注意的現象。

不同於葛文德的第三本書《檢查表：不犯錯的祕密武器》，這本《凝視死亡》中最打動人心的部分則是「醫學不僅僅要改善生命，也要兼顧臨終的過程」。他一再的反省，認為經過多年一代代前人不斷的努力，醫學在改變生育的危險、創傷與感染方面，已從以前的痛苦又束手無策，逐漸邁上現在的康莊大道。但從另一個角度而言，在無可逃避的「加齡」以及「死亡」這部分，卻是在做一些多餘、甚至是違背心靈良知的事。有些護理之家只以安全為理由，把病人「鎖定」在輪椅上，或是如「軌道般的」床上，只容許吃他們許可的食物，或是做他們容許的事，並要求家屬也一起遵守。他也認為，有些醫師面對那些明顯已瀕臨死亡、且又無可挽回的病人時，常給一些虛擬的希望，但實際上是在做「縮短生命」的治療，到頭來只是延長病人的折磨而已。

我個人從經歷過半世紀以上的臨床經驗中觀察到，只要不對高齡病人施以不必要且牽強的延命措施，其實死亡對老人，特別是老老人，不致於會是很痛苦的。這些點點滴滴的現象，其實是還有許多可以討論與改進的空間。難道我們不能從一般社會之價值觀可以接受的另一角度，大家一起努力來幫助軟弱又無助的老人，以求解決護理之家、醫療院所或安寧病房的病人內心底處，最關心的課題？

每一個人一生的命運，有好也有壞，有可以改變的，也有無法改變的。幼年到童年時期，環境及父母的影響格外重大，也最深刻。到了懂事以後，特別是四十歲之後到六十五歲（公認的退休年齡）這一段人生，大部分是要自己負責的。但往後的人生，一直到離開人世之前，可能發生「無助與無奈」、或是「有助與有譜」的兩種命運。這兩種截然不同的命運轉折，端看家屬和看護人員的態度而定。

葛文德依父親生病前後的人生遭遇，以及他在別人身上所看到的瀕臨死亡期的狀況，以他的如椽之筆，做了精采且發人深省的描述，獻給讀者。葛文德一再希望，我們要能以「人性化」和「有尊嚴」的態度對待我們周遭的老人，我覺得這一點可能是葛文德寫這本書最大的目的。書中他也舉了安寧照顧的例子來說明，病人生命的最後幾週，也同樣可以擁有豐盛又有尊嚴的生命，繼而慢慢走入善終的境地。給病人多做一些人性化且又兼顧尊嚴的幫助，不但可以鼓舞人心，也可以增進我們對生命更深的認知與了解，進而學會謙卑。

書中也提到，我們「最殘酷的敗筆」（書中最重的語氣）是：對待病人，特別是老人，醫護人員不能夠真心去了解，除了單純去思考「安全」與「延長生命」之外，應該面對的還有更深、更具實際生命意義的各種情況，而其先後順序，需要深思熟慮。我們是否有勇氣重新去思考，去重視我們的各種機構、我們的文化、以及我們和病人間的對話，使每一個人生命的末期，也還可能被考慮到是有種種不同情況。

寫到這裡，請讀者容許我借用賴其萬教授在介紹《最終的勝利：安頓生命的最後歸宿》（*Final Victory: Taking Charge of the Last Stage of Life, Facing Death on Your Own Terms*）這本書中，作者普瑞斯頓（Thomas A. Preston）以及賴教授所談到的幾段話，以便能更進一步了解病人，以及親人面對其家人死亡前的現實：

「醫生所做的決定並非都是在『延長生命』，而『允許生命結束』也是一個好醫師能為病人做到的無上功德」（賴），更何況是對病人有益時。

「避免不必要的痛苦，並獲得更平靜的死亡，這個目標是可以達成的」（賴），我也認為這是當醫師的義務，也是病人在死亡前最起碼的權利。

「打從我穿起白袍的第一天起，偶爾會在病人的痛苦中發現醫師的手印。人或許是免不了要接受不必要的痛苦，但我並不接受醫師造成過多而可避免的痛苦。」（普瑞斯頓）

「我們醫療團隊要延續病人的生命，卻忽略了要幫助病人避免他們不必受的苦。」（賴）

「痛苦是由病人，而非旁觀者界定。」（普瑞斯頓）

「大量運用科技，不見得對病人有利。」（普瑞斯頓）

「醫生不要把自己對『病人死亡』和『打敗仗』畫上等號。」（賴）

「能使病人心安，是我們對無法挽回病人生命時，還能做的最大幫忙。」（賴）

看完這本《凝視死亡》，我個人的一點小小的建議和希望是：一般人在面對嚴重疾病開始威脅生命時，或是急慢性重症病人在開始進入多重器官衰竭時；以及在人生晚年，面對難以避免的虛弱正在加速進行時；醫護人員和照顧者，如何對這些人施以「最人性化」以及「最有尊嚴」的醫療和照顧，來和病人以及家屬一起度過瀕臨死亡期的整個過程，是很重要的。這就是出版多週以來，在《紐約時報》一直是最暢銷書的這一本《凝視死亡》所探討的問題。

本人深信《凝視死亡》可以提供讀者，特別是關心「老年學」的醫療工作者，一些省思和啟示。這本書，的確是值得一看再看的好書。

（原文刊載於《臺灣老年學論壇》第二十七期，二〇一五年八月）

健康生活 163A

# 凝視死亡

## 一位外科醫師對衰老與死亡的思索

## Being Mortal

Medicine and What Matters in the End

原著 — 葛文德（Atul Gawande）
譯者 — 廖月娟

總編輯 — 吳佩穎
編輯顧問 — 林榮崧
責任編輯 — 鄭惟和、林榮崧
封面設計暨美術編輯 — 江儀玲

出版者 — 遠見天下文化出版股份有限公司
創辦人 — 高希均、王力行
遠見・天下文化 事業群榮譽董事長 — 高希均
遠見・天下文化 事業群董事長 — 王力行
天下文化社長 — 林天來
國際事務開發部兼版權中心總監 — 潘欣
法律顧問 — 理律法律事務所陳長文律師
著作權顧問 — 魏啟翔律師
社址 — 台北市 104 松江路 93 巷 1 號 2 樓
讀者服務專線 — 02-2662-0012 ｜ 傳真 — 02-2662-0007，02-2662-0009
電子郵件信箱 — cwpc@cwgv.com.tw
直接郵撥帳號 — 1326703-6 號 遠見天下文化出版股份有限公司

排版廠 — 極翔企業有限公司
製版廠 — 東豪印刷事業有限公司
印刷廠 — 祥峰印刷事業有限公司
裝訂廠 — 台興印刷裝訂股份有限公司
登記證 — 局版台業字第 2517 號
總經銷 — 大和書報圖書股份有限公司 電話／02-8990-2588
出版日期 — 2018 年 8 月 15 日第二版第 1 次印行
2024 年 1 月 25 日第二版第 8 次印行



定價 — NTD420
書號 — BGH163A
EAN — 471-351-094-557-5
天下文化官網 — bookzone.cwgv.com.tw

國家圖書館出版品預行編目(CIP)資料

凝視死亡：一位外科醫師對衰老與死亡的思索 / 葛文德（Atul Gawande）著；廖月娟譯 -- 第一版-- 臺北市：遠見天下文化, 2015.09
面；公分. --（健康生活；163）
譯自:Being mortal : medicine and what matters in the end
ISBN 978-986-320-836-5(平裝)

1.生命終期照護 2.死亡

419.825 104018310

天下文化

BELIEVE IN READING